Monthly Book

Medical R ━━━━━━━ tion

JN115621

　みなさんは，「精神科リエゾンチーム」をご存じでしょうか？

　患者さんが身体疾患の治療や検査を目的に入院した際，経過の中で何らかの精神症状を認めることがあります．そのようなケースでは，まず主治医が対応を行い，困った場合は精神科へコンサルトされますが，その際に活躍するのが精神科リエゾンチームです．ちなみにリエゾンとは，フランス語で「連携」や「橋渡し」を意味する言葉です．

　精神科リエゾンチームは，一般に精神科医，看護師，薬剤師，臨床心理士，精神保健福祉士といった多職種で構成されます．そして，精神的な問題を抱えた患者さんに対して，各職種の専門性を活かしたチームアプローチを行うのが大きな特徴です．

　例えば，がんの患者さんに気持ちのつらさを認めた場合，身体の痛みや治療への不安，ステロイドなどの薬剤，仕事を続けられるかといった生活上の心配など，様々な要因が精神面に影響しています．したがって，その気持ちのつらさに対して多角的に評価・介入する必要があることから，まさにチームアプローチが重要な鍵を握っていると言えるでしょう．

　私はかつて，岡山大学病院で有志とともに精神科リエゾンチームを立ち上げた際，ほどなくして実感したのが，「精神科リエゾンチームには，リハビリテーションに関わる先生方の力が間違いなく必要！」ということです．数ある職種の中でも，特に理学療法士や作業療法士，そして言語聴覚士の先生方は，患者さんのことをとてもよくご存じです．その主な理由は，リハビリテーションの最中にさりげなく行われる「雑談」の中に，患者さんの普段の生活の様子など，本来の姿を垣間見ることができるからだと思います．私は精神科医として，患者さん自身が持つレジリエンス(回復力)を信じ，その人らしく困難を乗り越えるためのサポートを行っていますが，その際にこのような雑談がとても重要と感じています．つまり，雑談で得られた患者さんの人となりや，患者さん自身が大切にされていることなどは，個別性を重視した治療やケアにつなげることができるのです．

　これらを踏まえると，理学療法士や作業療法士，言語聴覚士の先生方が精神科リエゾンチームへ加わることで，チームに厚みが出るのは間違いありません．岡山大学病院でも，理学療法士や作業療法士の先生方がチームカンファレンスに参加するようになってから，ディスカッションの内容がとても充実するようになりました．

　本誌では，「リハビリテーション医療の現場で知っておきたい精神科関連の実践的知識」というテーマで，特集を組むことになりました．全国の第一線で活躍中の精神科の先生方にご執筆いただいたことで，各項目とも臨床に即した実践的な内容となっています．これを機に，多くのリハビリテーション科医や理学療法士，作業療法士，そして言語聴覚士の先生方に精神症状や精神疾患へ興味・関心を持っていただき，ひいては精神科リエゾンチームとともに，あるいはメンバーの一員としてご活躍されることを切に願っています．

2024年1月

井上真一郎

Key Words Index

Writers File

ライターズファイル（50音順）

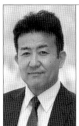

井上真一郎
（いのうえ しんいちろう）

2001 年	岡山大学医学部卒業 同大学精神科神経科入局
2002 年	高岡病院
2004 年	岡山大学病院精神科神経科
2005 年	下司病院精神科
2005 年	香川労災病院精神科
2009 年	岡山大学病院精神科神経科
2011 年	同，助教
2023 年	津山中央病院精神科，部長 新見公立大学健康科学部看護学科，教授

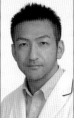

笠原 諭
（かさはら さとし）

2002 年	秋田大学医学部医学科卒業 市立秋田総合病院麻酔科，医員
2004 年	東京大学医学部麻酔科・痛みセンター，助手
2006 年	福島県立医科大学心身医療科，医員
2009 年	福島赤十字病院精神科，副部長
2011 年	福島県立医科大学大学院卒業
2012 年	東京大学医学部麻酔科・痛みセンター，助教
2015 年	福島県立医科大学疼痛医学講座，特任准教授（兼務）
2021 年	東京大学医学部麻酔科・痛みセンター，特任臨床医

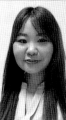

千田真友子
（せんだ まゆこ）

2010 年	岡山大学医学部医学科卒業
2010 年	同大学病院，初期研修医
2012 年	同病院精神科神経科，後期研修医
2013 年	岡山県精神科医療センター
2014 年	岡山大学病院精神科神経科，医員
2019 年	同，助教
2023 年	岡山大学大学院医歯薬学総合研究科博士課程修了

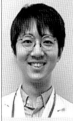

岩田有正
（いわた ゆうせい）

2012 年	熊本大学医学部医学科卒業
2015 年	国立がん研究センター東病院精神腫瘍科，レジデント
2017 年	同，医員

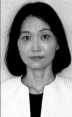

倉田明子
（くらた あきこ）

1998 年	広島大学医学部医学科卒業 広島大学病院，呉医療センター，賀茂精神医療センター，医療法人厚生会草津病院
2015 年	広島市民病院精神科，部長
2018 年	広島大学病院精神科，助教/緩和ケアセンター，副センター長
2021 年	同，講師/緩和ケアセンター，副センター長

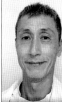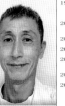

谷向 仁
（たにむかい ひとし）

1995 年	愛媛大学医学部医学科卒業 大阪大学医学部附属病院神経科・精神科，研修医
2000 年	大阪大学医学部大学院卒業 浅香山病院精神科，医員
2002 年	ニューヨーク州立小児発達研究所，博士研究員
2005 年	日生病院神経精神科，医長
2008 年	大阪大学医学部附属病院オンコロジーセンター，特任助教
2014 年	同大学保健センター，講師
2015 年	京都大学大学院医学研究科臨床腫瘍薬理学・緩和医療学講座，特定准教授（同大学附属病院緩和医療科，兼務）
2017 年	同大学大学院医学研究科人間健康科学系専攻先端作業療法学講座脳機能リハビリテーション学分野，准教授（同大学附属病院緩和医療科，兼務）

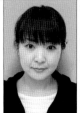

齋藤 円
（さいとう まどか）

2005 年	大阪市立大学医学部卒業 財団法人浅香山病院，初期研修医
2007 年	大阪府立精神医療センター精神科
2009 年	大阪府立急性期総合医療センター精神科 大阪府立精神医療センター精神科
2015 年	市立ひらかた病院緩和ケア科/精神科

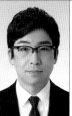

吉村匡史
（よしむら まさふみ）

1996 年	関西医科大学卒業 同大学耳鼻咽喉科学教室入局
1999 年	同大学精神神経科学教室入局
2001 年	関西医科大学医学研究科修了 清心会山本病院（現八尾こころのホスピタル）精神神経科，医師
2002 年	関西医科大学精神神経科学教室，定員外助手
2004 年	医学博士取得（関西医科大学） 関西医科大学精神神経科学教室，助手
2005 年	ベルン大学精神科精神神経生理学教室，客員研究員
2006 年	関西医科大学精神神経科学教室，講師
2019 年	同，准教授
2021 年	関西医科大学リハビリテーション学部作業療法学科，教授

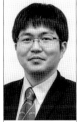

大矢 希
（おおや のぞむ）

2012 年	大阪医科大学医学部医学科卒業 済生会滋賀県病院・京都府立医科大学附属病院，初期臨床研修医
2014 年	京都府立医科大学精神医学教室入局 京都府立医科大学附属病院，国立病院機構舞鶴医療センター，京都府立医科大学附属北部医療センター
2018 年	京都府立医科大学大学院医学研究科精神機能病態学博士課程
2019 年	認定NPO法人日本若手精神科医の会，理事長（〜 2021 年）
2022 年	京都府立医科大学大学院医学研究科精神機能病態学，病院助教 博士（医学）取得

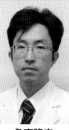

角南隆史
（すなみ たかし）

2006 年	九州大学医学部医学科卒業 総合病院千鳥橋病院
2008 年	肥前精神医療センター
2014 年	岡山県精神科医療センター
2018 年	佐賀県医療センター好生館

Contents

リハビリテーション医療の現場で知っておきたい精神科関連の実践的知識

編集／新見公立大学教授　井上真一郎

Monthly Book

MEDICAL REHABILITATION No. 297／2024. 2 目次

編集主幹／宮野佐年　水間正澄

読んでいただきたい文献紹介

　序文でも述べたように，本誌では「リハビリテーション医療の現場で知っておきたい精神科関連の実践的知識」をテーマとして，全国の第一線で活躍中の精神科の先生方にご執筆いただいた．その内容は，せん妄やうつ病，認知症のような日常臨床でよく遭遇する精神疾患だけでなく，アルコール依存症から自殺関連にいたるまで，きわめて多岐にわたっている．そこで今回は，各先生方に，それぞれの領域におけるオススメ文献をご紹介いただくこととした．

　経験豊富な先生方が，ふだんから読み込んだり，あるいは参考にしたりといった文献であるため，リハビリテーションに関わる医療者にとっても，大いに役立つことは間違いないだろう．

　本誌に一通り目を通したうえで，以下の文献もご一読いただければ，さらなる知識やスキルの向上が望めるはずである．

1) 井上真一郎：せん妄診療実践マニュアル 改訂新版，羊土社，2022.
2) 日本総合病院精神医学会 せん妄指針改訂班：せん妄の臨床指針〔せん妄の治療指針第2版〕，星和書店，2015.
3) 睡眠障害の診断・治療ガイドライン研究会 内山　真編，睡眠障害の対応と治療ガイドライン第3版，じほう，2019.
4) 明智龍男：がん患者の不安・抑うつ・せん妄とがん性疼痛に対する精神医学的アプローチ．臨床精神薬理，20：429-436，2017.
5) Malinowsky C, et al：Differences in the use of everyday technology among persons with MCI, SCI and older adults without known cognitive impairment. Int Psychogeriatr, 29(7)：1193-1200, 2017.
6) 谷向　仁：がんと認知機能障害　気づく，評価する，支援する，中外医学社，2020.
7) Feuerstein M 編，髙橋　都ほか監訳，がんサバイバーシップ学 がんにかかわるすべての人へ，メディカル・サイエンス・インターナショナル，2023.
8) Cukor D 編，西村勝治ほか監訳，サイコネフロロジー・エッセンシャル 慢性腎臓病・透析・腎移植の患者と家族のこころのケア，メジカルビュー社，2022.
9) 北田雅子，磯村　毅：医療スタッフのための動機づけ面接法　逆引き MI 学習帳，医歯薬出版，2016.
10) Kitchener BA ほか：大塚耕太郎編，メンタルヘルス・ファーストエイド・ジャパン訳，メンタルヘルス・ファーストエイド：こころの応急処置マニュアルとその活用，創元社，2021.
11) 松本俊彦ほか編，やってみたくなるアディクション診療・支援ガイド アルコール・薬物・ギャンブルからゲーム依存まで，文光堂，2021.
12) 日本摂食障害学会，日本医療研究開発機構(AMED)障害者対策総合研究事業 精神障害分野「摂食障害の治療支援ネットワークの指針と簡易治療プログラムの開発」神経性やせ症の簡易治療プログラム作成ワーキンググループ：神経性やせ症(AN) 初期診療の手引き，2019.〔http://www.jsed.org/wp-content/uploads/2021/05/tebiki.pdf〕
13) 井上真一郎：「大人の発達障害」トリセツのつくりかた 一般病棟における入院患者の評価と対応に役立つ実践的知識！，中外医学社，2020.
14) 日本臨床救急医学会「自殺企図者のケアに関する検討委員会」監，PEEC ガイドブック改訂第2版編集委員会編，救急現場における精神科的問題の初期対応 PEEC ガイドブック改訂第2版　多職種で切れ目のない標準的ケアを目指して，p2-10，へるす出版，2018.

MB Med Reha **No.297**：**1-7, 2024**

特集／リハビリテーション医療の現場で知っておきたい精神科関連の実践的知識

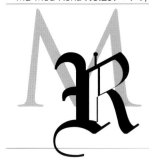

せん妄

井上真一郎*

Abstract せん妄とは，身体疾患や薬剤，手術などを原因として，軽度から中等度の意識障害をきたす病態である．一般に，術後などでは早期からリハビリテーションが行われるため，リハビリテーションに関わる医療者は，せん妄の評価や治療・ケアについての知識を十分身につけておく必要がある．中でも，覚醒度の低下や活動性の減少を主症状とする低活動型せん妄は，実臨床できわめて見逃されやすいだけでなく，うつ病との誤診も多い．低活動型せん妄の治療は非薬物療法が主体であり，積極的なリハビリテーションが回復への鍵を握っている．また，リハビリテーションの最中に行われる「雑談」によって，患者の普段の生活や好きなこと・大切にしていることなどを把握し，個別性を重視したアプローチを行うことが求められる．このほか，せん妄に対して用いられる抗精神病薬について，その副作用を正確にモニタリングできるようになることが望ましい．

Key words せん妄(delirium)，準備因子(predisposing factors)，直接因子(precipitating factors)，促進因子(facilitating factors)，低活動型せん妄(hypoactive delirium)

はじめに

リハビリテーションに関わる医療者は，「せん妄」と聞いて，どのようなエピソードを思い浮かべるだろうか？

「点滴のラインを抜いてしまう」「イライラして暴力的になる」「夜中なのに荷物をまとめて家に帰ろうとする」…．実は，これらはすべて「過活動型せん妄」の症状であり，せん妄における一亜型に過ぎない．実臨床では，これと全く対極の症状を呈する「低活動型せん妄」の方が高頻度に見られるものの，医療者は正確な知識を持っておらず，見逃されやすいことが知られている．低活動型せん妄は，未だ薬物療法のエビデンスが乏しいことから，非薬物療法の中でも特にリハビリテーションの導入が重要な鍵を握っていると言えるだろう．

令和2年度の診療報酬改定で「せん妄ハイリスク患者ケア加算」が新設され，多くの病院でせん妄の予防対策に重きが置かれるようになった．我が国は超高齢社会を迎えており，入院患者は高齢化が進み，認知症を有するケースも多い．「高齢」および「認知症」は，いずれもせん妄の強いリスク因子であるため，適切なせん妄対策はまさに急務と考えられる．

そこで本稿では，リハビリテーションに関わる医療者がぜひ知っておきたい「低活動型せん妄」を中心として，実臨床ですぐ活用できるせん妄のミニマムエッセンスを紹介する．

せん妄とは

せん妄とは，身体疾患や薬剤，手術などを原因として，軽度から中等度の意識障害をきたす病態である．注意障害や記憶障害，見当識障害，睡眠・覚醒リズム障害，幻視，感情の障害といった

* Shinichiro INOUE，〒 718-8585 岡山県新見市西方 1263-2　新見公立大学健康科学部看護学科，教授

表 1. DSM-5®によるせん妄の診断基準

下記 A〜E のすべてを満たす場合にせん妄と診断する
A）注意の障害（すなわち，注意の方向づけ，集中，維持，転換する能力の低下）および意識の障害（環境に対する見当識の低下）
B）その障害は短期間のうちに出現し（通常数時間〜数日），もととなる注意および意識水準からの変化を示し，さらに 1 日の経過中で重症度が変動する傾向がある．
C）さらに認知の障害を伴う（例：記憶欠損，失見当識，言語，視空間認知，知覚）
D）基準 A および C に示す障害は，他の既存の，確定した，または進行中の神経認知障害ではうまく説明されないし，昏睡のような覚醒水準の著しい低下という状況下で起こるものではない．
E）病歴，身体診察，臨床検査所見から，その障害が他の医学的疾患，物質中毒または離脱（すなわち，乱用薬物や医療品によるもの），または毒物への曝露，または複数の病因による直接的な生理学的結果により引き起こされたという証拠がある．

（文献 1 より引用）

多彩な症状が短期間のうちに出現し，夕方から夜間にかけて増悪することがその特徴とされている．せん妄の診断基準（diagnostic and statistical manual of mental disorders, fifth edition；DSM-5®）は，**表 1** の通りである．

せん妄は，認知症と間違われることが多いため，実臨床では正確な鑑別が求められる．両者を鑑別するうえで，発症様式（せん妄では急性一過性，認知症では慢性進行性），意識状態（せん妄では混濁，認知症では清明），日内変動（せん妄では夜間に増悪，アルツハイマー型認知症では目立たず，レビー小体型認知症では 1 日の中で変動がある），幻視（認知症でも出現することはあるが，せん妄でより頻度が高い）などが参考となる．

いくつかの鑑別点の中でも，特に「急性発症か否か」がきわめて重要である．海外では，せん妄のスクリーニングとして SQiD（single question in delirium）という評価ツールが用いられており，ワン・クエスチョンによりせん妄の早期発見が可能とされている[2]．具体的には，患者の家族や知人に「最近の○○さん（患者の名前）の様子は，普段と比べて混乱していると感じますか？（Do you think [name of patient] has been more confused lately ？）」と尋ねるのであるが，この視点は実臨床においてきわめて重要である．医療者は，決して個人的な印象に頼ることなく，患者の普段の様子をよく知っている家族などから客観的な情報を得て，急性発症か否かを把握することこそ，せん妄と認知症を鑑別するうえで最も大きなポイントと言えるだろう．

せん妄の 3 因子とアプローチ

せん妄は，様々な要因が複雑に絡み合って発症する．そこで，せん妄に対して効果的・効率的にアプローチするためには，せん妄を 3 因子で理解しておくのがよい．

せん妄の 3 因子とは，準備因子，直接因子，促進因子の 3 つである．これらを端的に表現すると，準備因子は「せん妄が起こりやすい素因」，直接因子は「せん妄の引き金となるもの」，促進因子は「せん妄を誘発しやすく，悪化や遷延化につながるもの」となる[3]．

ここでは，せん妄をたき火の火に例えてみる．火が燃えるためには，下地となる「薪」と，火をつける「ライター」，そして火がつき燃えやすくするための「油」が必要である．せん妄では，「薪」に当たるものが準備因子，「ライター」が直接因子，「油」が促進因子に該当する（**図 1**）．

まず準備因子とは，高齢や認知症，脳器質性疾患（脳梗塞，脳出血，頭部外傷など）の既往などのことであり，これらを有する患者は脳の脆弱性を認めるため，せん妄の発症リスクが高いと考えられる．この準備因子は，患者に備わった固有の要因であり，残念ながら完全に取り除くことは難しい．ただし，入院患者においては，せん妄の発症リスクを評価するために必須の概念であり，せん

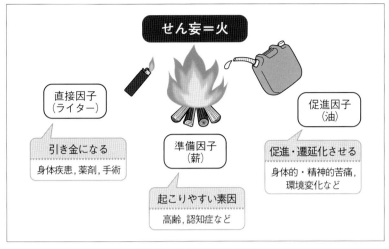

図 1. せん妄の3因子
（岡山大学病院精神科リエゾンチーム作成図，文献3より改変引用）

妄対策の第一歩は準備因子の同定から始まると言えるだろう．前述の「せん妄ハイリスク患者ケア加算」も，患者が入院した際，まず最初に準備因子を評価することが求められている．

次に直接因子とは，身体疾患や薬剤，手術など，せん妄の直接的な原因のことである．せん妄は，これらが引き金となって発症すると考えられる．

最後に促進因子とは，痛みや便秘，尿閉，不動化，不眠などの身体的苦痛や，不安・抑うつなどの精神的苦痛，あるいは入院やICUといった環境変化のことである．せん妄の発症や悪化・遷延化には，この促進因子が関係していることが多い．

以上より，せん妄を治すためには，直接因子と促進因子を除去することが必要である．中でも，直接因子の除去が最も重要で，せん妄の発症原因となっている身体疾患や薬剤に対するアプローチこそ，せん妄治療の中心と言えるだろう．また，それと並行して，可能な限り促進因子を取り除くようにする．これについては，患者の身体的・精神的苦痛を和らげるという非薬物的なアプローチのため，メディカルスタッフや家族がキーパーソンとなる．リハビリテーションに関わる医療者は，特にせん妄の非薬物療法（後述）について熟知したうえで，確実な実践につなげる必要がある．なお，せん妄に対する薬物療法はあくまでも対症療法であり，決して根本的な治療ではないことを知っておきたい．

せん妄の評価について

すでに述べたように，せん妄は急性発症であることから，患者の些細な変化にいち早く気づけるかどうかが大きなポイントである．その点，リハビリテーションに関わる医療者は，同じ患者と毎日のように一定の時間を共有していることが多いため，その変化を最もキャッチしやすい立場にあると言えるだろう．したがって，どのような徴候が見られたらせん妄の可能性があるかについて，十分知っておくことが望ましい．

一般に，せん妄は様々な症状を呈するが，最も高頻度に見られるのは注意障害である．したがって，リハビリテーションを行っている際，「服装がだらしない」「シーツが乱れ，物が散乱していても，全く気にしていない」「声をかけても，すぐに返事をしない」「些細な言葉の言い間違いや，聞き間違えがある」「訴えが変わりやすく，一貫性がない」などの様子が見られたら，注意障害アリと考えてせん妄を積極的に疑う必要がある．

そのほか，見当識障害や注意障害の有無を積極的に確認することも重要である．具体的な質問の仕方については，以下を参考にしていただきたい[3]．

「身体がしんどいと，頭がぼんやりして，日にちや場所がわからなくなったりするので，みなさんにいくつかお尋ねしているのですが，よろしいですか？」

いきなり見当識を確認すると，患者さんは「自分はまだボケていない！」などと怒ったり，自尊心を傷つけられてつらくなったりすることがある．そこで，まず身体疾患の治療中にはぼんやりする場合があることを説明し，そのうえですべての人に尋ねている質問であること（おかしくなったと思って個人的に尋ねているわけではない）を伝える．ただし，そのように丁寧に聴いてもはぐらかしたり怒り出したりする場合は，無理に続けず，せん妄の可能性が高いと考えればよい．

「今日が何月何日か，すぐに出てきますか？」

自尊心を傷つけないようにするため，「すぐに」という言葉を入れることで，「思い出すスピードを確認したいのであって，きちんと言えるだろうとは思っている」というニュアンスで伝わる．

ここで見当識を誤答すれば，せん妄と考えられるため，ここで終了してもよい．

もし見当識が正答であれば，次の評価に移る．

「では，もう1つお尋ねしますね．
100から7を，順番に，5回，引いてみてください．」

せん妄の患者はぼんやりしているため，「何を引くのでしたっけ？」などと聞いてくることがある．その際，「7ですよ」と教えたくなるが，「それも思い出しながら計算をしてください」と返すようにする．前の答えが何だったか，何を引くのだったか，それら複数のことを頭に浮かべながら計算ができるかどうかが注意力の評価に必須である．

100−7の計算を間違えたり，最後までできなかったりする場合は，せん妄と考えられる．ただし，計算がうまくできなかったことについて，十分フォローする必要がある．

「急に言われると難しいですよね．先ほどお話ししたように，身体がしんどいと頭がぼんやりするので，ふだんのようにスムーズに考えることができなくなるんです．でも，もちろん認知症ということではありませんし，身体がよくなれば頭がぼんやりするのも治りますから，決して心配しないでくださいね．」

日にちがわからなくなったり簡単な計算ができないことに対して，不安やショックを感じる患者は多い．医療者としては，一方的に質問してそれで終わりにするのではなく，患者が抱く感情に配慮し，安心できるような言葉をかけることも忘れないようにしたい．

低活動型せん妄

せん妄は，患者が示す運動症状によって，「過活動型せん妄」「低活動型せん妄」「混合型せん妄」の3つに分類される（表2）．過活動型せん妄では不穏や徘徊などが見られる一方，低活動型せん妄では覚醒度の低下や活動性の減少が主たる症状である．

高齢者やがん患者のせん妄では，過活動型せん妄よりも低活動型せん妄の割合が高く，特にがん患者の場合は終末期に近づくにしたがって低活動型せん妄の頻度が高くなることが知られている[4)5)]．ただし，低活動型せん妄は行動上の問題が少なくケアに対する拒否が目立たないこと，活動性の低下が「身体疾患によるしんどさ」と考えられてしまうこと，他の疾患（うつ病，認知症（アパシー）など）と誤診されてしまうことなどから，実臨床で見逃されやすいことが大きな問題となっている．

低活動型せん妄を見逃がさないためには，「まず，低活動型せん妄の可能性を疑うこと」が何よりも重要となる．中でも，最も間違われやすいのがうつ病である．低活動型せん妄では，「口数が少なくなる」「周囲に対して無関心になる」「活動性が低下する」「臥床傾向になる」など，うつ病に似た症状がきわめて多い．低活動型せん妄とうつ病の

表 2. せん妄のサブタイプ別の症状

過活動型せん妄	低活動型せん妄	混合型せん妄
不 眠	傾 眠	
落ち着きがない	注意減退	
早口・大声	発語は少ない	両者の症状
易怒性・興奮	無関心	
暴言・暴力	活動性低下	
徘 徊	臥床傾向	

表 3. 低活動型せん妄とうつ病の違い

	低活動型せん妄	うつ病
発症・経過	急性(日単位)	亜急性(週単位)
日内変動	一日中傾眠か,夜間に悪化	午前中に不調
意識障害	混 濁	清 明
見当識障害	あ り	な し
注意障害	あ り	な し
幻 視	あ り	な し

表 4. 低活動型せん妄とうつ病におけるアプローチの違い

	低活動型せん妄	うつ病
薬物療法	(エビデンスは少ない)	抗うつ薬／抗不安薬
非薬物療法	リハビリテーション	安静指示

違いは**表 3**の通りであるが,特に発症・経過のほか,見当識障害や注意障害の有無などが鑑別のポイントである.なお,リハビリテーションを行っている最中にも関わらず,患者の目がトロンとしてくるなどのエピソードも,低活動型せん妄を強く疑う所見である.

低活動型せん妄とうつ病では,薬物療法および非薬物療法の内容が大きく異なる.まず,低活動型せん妄の薬物療法では,睡眠・覚醒リズムの確立を目標として,睡眠深度を増強する作用を持ち,半減期が短く翌日への眠気の持ち越しが少ないトラゾドンが薬剤選択の候補となる.実際,総合病院に勤務する精神科医を対象とした本邦の調査では,低活動型せん妄に対する薬物療法として,3割以上の精神科医がトラゾドンを第1選択としていた[6].ただし,低活動型せん妄では,薬物療法の有効性を示すエビデンスは乏しいことから,非薬物療法を主体としたアプローチを行う必要がある.

低活動型せん妄の非薬物療法では,積極的にリハビリテーションを行い,日中にカーテンやブラインドを開けるなど採光を心掛け,TVやラジオ,音楽を流すことで日中の覚醒を促すのが良い.

一方,うつ病の薬物療法では,主に抗うつ薬が用いられる.また,うつ病は言わば"心と体のエネルギーが目減りしている状態"と考えられるため,非薬物的なアプローチとして「無理に動く必要はなく,まずはゆっくり休んで心身のエネルギーを充電しましょう」のような言葉をかけて,安静を指示することになる(**表 4**).

実臨床では,低活動型せん妄であるにも関わらず誤ってうつ病と判断し,抗うつ薬の投与によって低活動型せん妄がさらに悪化することがある.また,リハビリテーションに関わる医療者は,活気の乏しい低活動型せん妄の患者をうつ病と考え,リハビリテーションを控えてしまう可能性もあることから,十分理解を深めておく必要があるだろう.

せん妄に対する非薬物療法

せん妄の非薬物療法では,患者が安心できるような声掛けを行い,普段の生活に少しでも近づくように環境を整えることが重要である.患者はひとたび入院すると,これまでと比べて生活環境は一変する.せん妄の発症リスクが高い患者では,入院によって数多くの促進因子を抱えることにな

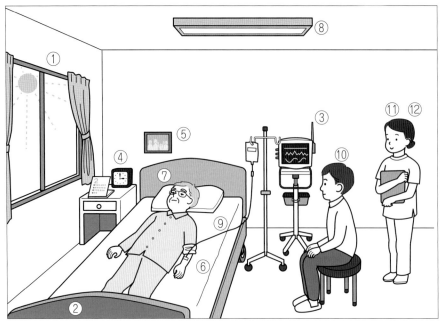

図 2. 促進因子への対策例

① 日中はカーテンを開けて部屋を明るくする(睡眠覚醒リズム)

② ベッドを窓際にして日光があたるようにする

③ モニター音などの騒音カット(刺激軽減)

④ カレンダーや時計(見当識)

⑤ 家族の写真(不安軽減)

⑥ 周囲の危険物除去(安全対策)

⑦ 眼鏡, 補聴器など使い慣れた日用品(不安軽減)

⑧ 夜間の照明は薄暗く(睡眠覚醒リズム)

⑨ ラインやドレーン類の整理(刺激軽減)

⑩ 家族らの面会・付添(不安軽減)

⑪ 医療者による昼間の声掛け, リハビリテーション(見当識, 睡眠覚醒リズム)

⑫ 担当看護師を固定する(不安軽減)

(文献 3 より改変引用)

るため, 身体的・精神的苦痛を取り除き, 患者が少しでも安心できるようなアプローチを行う必要がある(図2).

せん妄に対する非薬物療法のキーワードは,「不快を快に」「非日常を日常に」である. ただし, 何を「不快」と感じ, 何が「非日常」なのかは患者によって異なるため, 決して画一的な対応を行うのではなく, 主語を「患者」に置き換えたうえで検討・工夫することが重要である. つまり, 促進因子への介入では, 患者の普段の生活を知り, 何に興味・関心を持っているかについて聞き出すことが有用と考えられる. リハビリテーションに関わる医療者にとっては, リハビリテーションの際に行う「雑談」の中にこそ, 適切な介入のヒントがちりばめられているのである.

せん妄に対する薬物療法

せん妄の薬物療法では, 主に抗精神病薬を用いる. 薬剤選択にあたっては, せん妄の重症度や身体的状態, 投与経路, 相互作用, 禁忌薬の除外など, 多角的に判断される. 抗精神病薬の中でも, 鎮静作用に優れたクエチアピンは, 特に興奮が顕著なせん妄に対する有効性が高い. ただし, クエチアピンは糖尿病患者への投与が禁忌とされているため, 投与前の確認が必要である. 日本総合病院精神医学会の「せん妄の臨床指針」では, せん妄

表 5. せん妄で用いる抗精神病薬の副作用

副作用		観察項目
パーキンソン症状	転　倒	手のふるえや筋肉のこわばりなどはないか？
血圧低下		ふらつきはどうか？
過鎮静		朝の眠気はどうか？
過鎮静・嚥下障害	誤嚥性肺炎	食事中のむせはないか？
QT 延長	失神・突然死	ふらつきや動悸はないか？
悪性症候群	意識障害・死亡	バイタルサイン（発熱・頻脈）や CPK の確認
アカシジア		落ち着きのなさはないか？
眼球上転		顔面の視診
便　秘		排便の確認，腹部の診察（触診・聴診）
排尿困難		排尿回数や尿量の確認

CPK：クレアチンフォスフォキナーゼ
（文献 3 より引用）

患者に対する薬剤選択として，まず糖尿病の有無を確認し，糖尿病がない場合はクエチアピン，ある場合はリスペリドンというフローチャートが推奨されている[7]．また，経口内服が困難なケースでは，注射薬としてハロペリドールを単剤で用いることが多い．

　これらの薬剤を処方するのは主治医の役割であるが，メディカルスタッフにも効果や副作用のモニタリングを求められることがある．リハビリテーションに関わる医療者は，あらかじめ抗精神病薬の副作用（**表5**）を理解しておけば，いち早くそれに気づくことができる．そして，それらを主治医や看護師と共有することで，結果的に早期対応が可能となるのである．

さいごに

　これまで述べてきたように，せん妄は様々な要因が絡み合って発症するため多職種によるアプローチが有効であり，中でもリハビリテーションに関わる医療者が果たす役割はきわめて大きい．特に，低活動型せん妄の評価や対応については，十分理解しておくことが望ましいと言えるだろう．

文　献

1）American Psychiatric Association：Diagnostic and Statistical Manual of Mental Disorders, Fifth Edition（DSM-5®）. American Psychiatric Publishing, 2013.

2）Sands MB, et al：Single Question in Delirium（SQiD）：testing its efficacy against psychiatrist interview, the Confusion Assessment Method and the Memorial Delirium Assessment Scale. *Palliat Med*, **24**：561-565, 2010.

3）井上真一郎：せん妄診療実践マニュアル 改訂新版．羊土社，2022.
Summary 実臨床に即した診療フローと図表を豊富に用いて，せん妄に対する具体的なアプローチを詳しく解説した，すべての医療者にとって必携の定番書．

4）Meagher D：Motor subtypes of delirium：past, present and future. *Int Rev Psychiatry*, **21**（1）：59-73, 2009.

5）Hosie A, et al：Delirium prevalence, incidence, and implications for screening in specialist palliative care inpatient settings：a systematic review. *Palliat Med*, **27**：486-498, 2013.

6）Okumura Y, et al：Expert opinions on the first-line pharmacological treatment for delirium in Japan：a conjoint analysis. *Int Psychogeriatr*, **28**：1041-1045, 2016.

7）日本総合病院精神医学会 せん妄指針改訂班：せん妄の臨床指針〔せん妄の治療指針 第 2 版〕，星和書店，2015.
Summary 単なる診療ガイドラインではなく，特にエビデンスと現場感覚との融合を重視して体系的にまとめた，いつも手元に置いておきたい珠玉の 1 冊．

MB Med Reha **No.297**：**8-13**, 2024

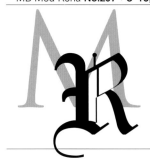

特集／リハビリテーション医療の現場で知っておきたい精神科関連の実践的知識

不 眠

岩田有正*

Abstract 不眠症は有症率の高い病態であり，身体治療での入院中はさらに増加する．睡眠の問題は痛みや倦怠感，抑うつ，認知機能といった精神面だけでなく，内分泌系，酸化ストレス，炎症や免疫応答，自律神経系など身体面にも影響し，入院期間の長期化や合併症率，死亡率の上昇につながることが示唆されている．不眠と身体活動は相互に影響するとされ，不眠を改善するうえで身体活動は重要であるし，身体活動のパフォーマンスを下げないために不眠へ対応することもまた重要である．本稿では不眠症の症候，診断基準について紹介しつつ，不眠と身体活動の相互関係について概説する．また，リハビリテーション科医やリハビリテーション職の日常診療の範囲内で実施可能なアプローチを紹介する．

Key words 不眠症(insomnia)，睡眠障害(sleep disorder)，睡眠衛生指導(sleep hygiene education)

不眠症

不眠症とは睡眠障害の1つであり，米国睡眠医学会(American Academy of Sleep Medicine)が刊行する睡眠障害国際分類第3版(International classification of sleep disorders-third edition；ICSD-3)においては，「眠る機会や環境が適切であるにも関わらず，睡眠の開始と持続，安定性，あるいは質に持続的な障害が認められ，その結果何らかの日中の障害をきたす状態」と定義される[1]．

不眠症以外の睡眠障害としては概日リズム睡眠・覚醒障害群，睡眠関連呼吸障害群(睡眠時無呼吸症候群など)，睡眠時随伴症(レストレスレッグス症候群など)，過眠症(ナルコレプシーなど)，睡眠関連運動障害群といったものが挙げられる．不眠症にはさらに慢性不眠障害・短期不眠障害の下位分類に分けられる．睡眠障害の全体と不眠症の

位置づけについて**表1**に示す．

慢性不眠障害と短期不眠障害の診断基準を**表2**，**表3**に示す[1]．両者の主な違いは罹患期間の違いである．なお，不眠症の診断まで満たさない，不眠症状(**表4**)の段階でも，身体面，精神面への影響を有することが報告されている．本邦における不眠症の有病率は約10％と考えられており，何らかの不眠症状を有する者の割合は人口の20％程度とされている[2]．

入院患者における不眠

入院患者における睡眠障害の有病率は34～36％と報告されている[3][4]．入院中の高齢者においては，睡眠薬の使用割合が31～88％との報告もあり，何らかの不眠症状を有する患者の多いことが示唆されている[5]．

入院中の不眠症発症には，内的要因と外的要因の両方があり，内的要因としては，痛みや不快感，

* Yusei IWATA，〒 277-8577 千葉県柏市柏の葉 6-5-1 国立がん研究センター東病院精神腫瘍科，医員

表 1. 睡眠障害と不眠症

睡眠障害	不眠症 （定義：不眠症状＋適切な睡眠の機会・環境＋日中の機能障害）	• 慢性不眠障害 • 短期不眠障害 • その他
	概日リズム睡眠・覚醒障害群	
	睡眠関連呼吸障害群	• 睡眠時無呼吸症候群など
	睡眠時随伴症	• レストレスレッグス症候群など
	過眠症	• ナルコレプシーなど

表 2. 慢性不眠障害の診断基準（基準 A〜F を満たす）

A．以下の症状の1つ以上を患者が訴えるか，親や介護者が観察する
- 入眠困難
- 睡眠維持困難
- 早朝覚醒
- 適切な時間に就床することを拒む（ぐずる）
- 親や介護者がいないと眠れない

B．夜間の睡眠困難に関連した以下の症状の1つ以上を患者が訴えるか，親や介護者が観察する
- 疲労または倦怠感
- 注意力，集中力，記憶力の低下
- 社会生活上，家庭生活上，職業生活上の機能障害，または学業成績の低下
- 気分がすぐれない，いらいら
- 日中の眠気
- 行動の問題（例；過活動，衝動性，攻撃性）
- やる気，気力，自発性の低下
- 過失や事故を起こしやすい
- 眠ることについて心配し，不満を抱いている

C．眠る機会（睡眠に割り当てられた十分な時間）や環境（安全性，照度，静寂性，快適性）が適切であるにも関わらず，上述の睡眠・覚醒に関する症状を訴える

D．睡眠障害とそれに関連した日中の症状は，少なくとも週に3回は生じる

E．睡眠障害とそれに関連した日中の症状は，少なくとも3か月間認められる

F．睡眠・覚醒困難は，その他の睡眠障害ではよく説明できない

（文献1より抜粋）

表 3. 短期不眠障害の診断基準（基準 A〜E を満たす）

基準 A〜C は慢性不眠障害（表2）と同じ

D．睡眠障害とそれに関連した日中の症状が認められるのは3か月未満である

E．睡眠・覚醒困難は，その他の睡眠障害ではよく説明できない

（文献1より抜粋）

表 4. 不眠症状

入眠困難	• 寝床についたあと，入眠するまでの時間が延長して寝付きが悪い状態．不眠の訴えの中で最も多い • 入眠時間が本来より長くなり，本人が苦痛と感じている場合に入眠困難と判断される
中途覚醒	• いったん入眠したあと，翌朝起床するまでに何度も目が覚めること
早朝覚醒	• 本人が望む時間，もしくは通常の起床時刻の30分以上前に覚醒してしまい，その後再入眠できない状態
熟眠困難	• 睡眠時間は十分だが深く眠った感覚が得られない状態

（文献2より作表）

原疾患，せん妄，精神科的併存疾患（不安，抑うつ，心的外傷後ストレス），睡眠障害の既往，などがある．外的要因としては，騒音（同室者，アラーム，医療者など），光への曝露，検査，バイタル測定，投薬などがある[6]～[8]．

Morse は入院患者の睡眠障害に関するレビューにおいて，睡眠覚醒障害は，身体的，情緒的，認知的状態に有害な結果をもたらし，回復の障害，入院期間延長，主観的健康度の低下などの一因となる可能性があると述べている（筆者注：睡眠覚醒障害は不眠症状と同義と思われる）[11]．睡眠覚醒障害は自律神経機能障害，視床下部-下垂体-副腎軸の障害，免疫学的調節障害，耐糖能異常とも関連すると言われている[12][13]．また，睡眠の質の低さや睡眠時無呼吸は，せん妄，不安，気分障害の発症率を上げる可能性がある[14]～[16]．高齢の入院患者では不眠症が転倒や事故増加，施設入所の決定因子になる可能性があり[17][18]，認知機能低下や死亡のリスクとなることも報告されている[19][20]．

睡眠と身体活動の関係

睡眠と身体活動の長期的な双方向の関連は，前向き研究で検討されてきた．学生[21]と42〜72歳の成人[22]を対象とした縦断研究では，睡眠の質の高さと身体活動の高さの間に3年以上にわたる相互関係が認められた．

睡眠と身体活動の短期的な関連性も検証されている．睡眠不足と，翌日の身体活動時間や活動強度の低下と有意な関連が報告されている[23][24]．睡眠不足が身体活動に影響を与える病態生理としては，睡眠不足がコルチゾール濃度を上昇させ，成長ホルモンおよびプロラクチン濃度を低下させ，炎症マーカーを刺激することにより，身体活動のパフォーマンスを変化させたり，疲労を促進させたりする可能性が考えられている[25][26]．

身体活動が睡眠に関連するかはメタアナリシスで検証されており，身体運動のセッションは，翌日の夜間の睡眠効率，総睡眠時間の改善，睡眠潜時，睡眠開始後覚醒の減少と関連すると報告され

ている[27]．

不眠症の対処方法，特に睡眠衛生教育について

不眠症の治療は非薬物療法（代表的なものとして，不眠に対する認知行動療法 cognitive behavior therapy for insomnia；CBT-I），薬物療法，そして睡眠衛生指導が主軸となる．CBT-I は不眠症の一次治療として推奨されているが[28]，日常臨床の範囲内での実践は困難であり国内外ともに実施率は低い．

睡眠衛生指導とは質の良い睡眠を得るうえで推奨される，行動や環境の調整に関する推奨であり，軽度〜中等度の不眠症治療を目的に作成されたものである．睡眠衛生指導のみでは不眠症治療には不十分であるとの指摘もあるが[29]，CBT-I にも重要な治療コンポーネントの1つとして取り入れられている手法であり，かつ簡便かつ非侵襲的であるため，日常臨床範囲内でも十分に実践可能である．**表5**に睡眠衛生指導の内容として一般的な内容を示す[2][30][31]．ただし，入院環境においては睡眠衛生指導の内容は適用しにくいものもある．筆者の経験としては，NICE ガイドラインや日本総合病院精神医学会が発行するせん妄の臨床指針に挙げられた，せん妄の予防的，非薬物的介入が不眠への対応に応用しやすいと思われるため，そちらも併せて紹介しておく（**表6**）．具体的には，痛みなど不快症状を可能範囲で取り除く，光，音といった外的環境が睡眠を妨げないように最適化する，などが重要である．

本稿では薬物療法に関する記述は省略するが，多くの睡眠薬はめまい・ふらつきといった有害事象を生じ得るため，身体活動の支障につながっていないか注意が必要である．GABA 受容体作動薬（ベンゾジアゼピン薬物など）はせん妄発症リスクを有し，せん妄による覚醒水準の変化，注意障害はリハビリテーションのパフォーマンスに影響を与え得る．GABA 受容体作動薬は筋弛緩作用を有するものも多い．また，オレキシン受容体拮抗薬（スボレキサント，レンボレキサント）は悪夢の有

表 5. 睡眠衛生指導（入院中でも指導可能と考えられる内容に下線を引いた.）

1. **睡眠時間にこだわらない.**
   - 日中の眠気に困らないかどうかを睡眠充足の目安とする
   ※生理的な睡眠時間は加齢とともに短縮する（15 歳で 8 時間, 25 歳で約 7 時間, 45 歳で 6.5 時間, 65 歳で約 6 時間）
2. **就寝前は刺激物の摂取を控え，自分なりのリラックス法を取り入れる**
   - 就寝前 4 時間のカフェイン摂取, 就寝前 1 時間のニコチン摂取は避ける
   - リラックス法は様々であり, 個人にあったものを取り入れる（軽い読書, 音楽, ぬるめの入浴, アロマ, 筋弛緩トレーニング）
3. **眠たくなってから床に就くようにする（刺激制御法）**
   - 眠ろうとする意気込みが頭をさえさせ, 寝付きを悪くする
   - 入眠できない時は, 眠くなるまで寝床から出る
4. **起床時間は毎日一定にする**
   - 早起きが早寝に通じる. 就床時間にはこだわらない
   - 休日の起床時間を遅くすると翌日の朝がつらくなる（社会的時差ぼけ）
5. **睡眠に適した環境づくりを行う**
   - 静かで暗く, 湿度や温度が季節に応じて適切に保たれるように
   - 就寝数時間前は明るい光を浴びないようにする（コンピューター, スマートフォンなど）
6. **朝, 目が覚めたら日光を取り入れる**
7. **食事は規則的に摂取し，日中に運動習慣を取り入れる**
   - 規則的な食生活は朝の目覚めを促進する
   - 夜食は軽くする
   - 軽く汗ばむ程度, 30 分程度の散歩・ランニング・水泳・体操・ストレッチを定期的に行う
8. **昼寝をするなら 15 時前の 20～30 分を目安に**
9. **眠りが浅い時は，むしろ積極的に遅寝・早起きにする（睡眠制限法）**
   - 寝床で長く過ごすと熟眠感が減る
10. **睡眠薬がわりのアルコールは控える**
    - 寝付きは良くなるが中途覚醒が増え, 睡眠の質的・量的悪化を招く

害事象が報告されており，悪夢は熟眠感の低下を通じて日中の眠気, 疲労感の原因となり得る[32].

さいごに

不眠症は有症率が高い病態であるが，対応がなされないでいると精神面，身体面双方への影響が大きい．身体活動に影響するのみならず，身体疾患の転機に影響する可能性もある．

リハビリテーションの日常診療の実践において，ぜひ患者の睡眠の問題の有無に関して定期的に確認いただきつつ，問題があるようであれば本稿で紹介した内容を実践いただけると幸いである（精神科リエゾンコンサルテーションが利用できる施設であれば，そちらへの相談を担当医に提案するのもより有効な方法と思われる）．

表 6. せん妄予防の非薬物療法

身体要因への対応
- 脱水, 低栄養の改善
- 便秘の緩和
- 疼痛の評価, 緩和

認知機能低下への配慮
- 見えやすい場所にカレンダーや時計の設置
- 日時や場所, 入院の目的を伝える, 問いかける（特に緊急入院患者や認知機能障害を有する患者は頻回に）
- 使い慣れた物品を持ってきてもらう

視覚障害や聴覚障害への対応
- メガネや補聴器の使用

不動化への対策
- 離床の促し
- 離床が困難な場合は, 受動的な運動や, 理学療法士によるリハビリテーションの導入

睡眠を妨げないための配慮
- 昼間は明るく, 夜間は適度に薄暗く
- 夜間は医療者の話し声や足音にも注意を払う
- 夜間の医療行為を避ける
- 利尿薬はできるだけ日中に投与する

文　献

1) 米国睡眠学会編, 日本睡眠学会診断分類委員会

訳，睡眠障害国際分類第3版，ライフ・サイエンス，2018.

2) 睡眠障害の診断・治療ガイドライン研究会 内山真編，睡眠障害の対応と治療ガイドライン 第3版，じほう，2019.

3) Meissner HH, et al：Failure of physician documentation of sleep complaints in hospitalized patients. *West J Med*, **169**(3)：146, 1998.

4) Isaia G, et al：Insomnia among hospitalized elderly patients：Prevalence, clinical characteristics and risk factors. *Arch Gerontol Geriatr*, **52**(2)：133-137, 2011.

5) Flaherty JH：Insomnia among hospitalized older persons. *Clin Geriatr Med*, **24**(1)：51-67, 2008.

6) Frighetto L, et al：An assessment of quality of sleep and the use of drugs with sedating properties in hospitalized adult patients. *Health Qual Life Outcomes*, **2**(1)：17, 2004.

7) Dobing S, et al：Sleep quality and factors influencing self-reported sleep duration and quality in the general internal medicine inpatient population. *PLoS One*, **11**(6)：e0156735, 2016.

8) Tan X, et al：A narrative review of interventions for improving sleep and reducing circadian disruption in medical inpatients. *Sleep Med*, **59**：42-50, 2019.

9) Savard J, et al：Prevalence, natural course, and risk factors of insomnia comorbid with cancer over a 2-month period. *J Clin Oncol*, **27**(31)：5233-5239, 2009. Epub 2009/09/8.

10) Ahmedani BK, et al：Major Physical Health Conditions and Risk of Suicide. *Am J Prev Med*, **53**(3)：308-315, 2017. Epub 2017/06/12.

11) Morse AM, Bender E：Sleep in Hospitalized Patients. *Clocks Sleep*, **1**(1)：151-165, 2019. eCollection 2019/03/.
   Summary 入院患者における不眠の機序や不眠の影響について概説されている．特に文献中の図は不眠の機序・影響を視覚的に理解しやすい．

12) Young JS, et al：Sleep in hospitalized medical patients, part 1：factors affecting sleep. *J Hosp Med*, **3**(6)：473-482, 2008.

13) DePietro RH, et al：Association between inpatient sleep loss and hyperglycemia of hospitalization. *Diabetes Care*, **40**(2)：188-193, 2017.

14) Morin CM, et al：Cognitive behavioral therapy, singly and combined with medication, for persistent insomnia：a randomized controlled trial. *JAMA*, **301**(19)：2005-2015, 2009.

15) Weinhouse GL, et al：Bench-to-bedside review：delirium in ICU patients-importance of sleep deprivation. *Crit Care*, **13**：234, 2009.

16) Sandberg O, et al：Sleep apnea, delirium, depressed mood, cognition, and ADL ability after stroke. *J Am Geriatr Soc*, **49**(4)：391-397, 2001.

17) Foley DJ, et al：Sleep complaints among elderly persons：an epidemiologic study of three communities. *Sleep*, **18**(6)：425-432, 1995.

18) Pollak CP, et al：Sleep problems in the community elderly as predictors of death and nursing home placement. *J Community Health*, **15**(2)：123-135, 1990.

19) Cricco M, et al：The impact of insomnia on cognitive functioning in older adults. *J Am Geriatr Soc*, **49**(9)：1185-1189, 2001.

20) Manabe K, et al：Sleep patterns and mortality among elderly patients in a geriatric hospital. *Gerontology*, **46**(6)：318-322, 2000.

21) Semplonius T, Willoughby T：Long-term links between physical activity and sleep quality. *Med Sci Sports Exerc*, **50**：2418-2424, 2018.

22) Rayward AT, et al：Associations between changes in activity and sleep quality and duration over two years. *Med Sci Sports Exerc*, **50**(12)：2425-2432, 2018.

23) Bromley LE, et al：Sleep restriction decreases the physical activity of adults at risk for type 2 diabetes. *Sleep*, **35**(7)：977-984, 2012.

24) Schmid SM, et al：Short-term sleep loss decreases physical activity under free-living conditions but does not increase food intake under time-deprived laboratory conditions in healthy men. *Am J Clin Nutr*, **90**(6)：1476-1482, 2009.

25) Irwin MR：Sleep and inflammation：partners in sickness and in health. *Nat Rev Immunol*, **19**(11)：702-715, 2019.

26) Irwin MR, et al：Sleep disturbance, sleep duration, and inflammation：a systematic review and meta-analysis of cohort studies and experimental sleep deprivation. *Biol Psychiatry*, **80**(1)：40-52, 2016.

27) Kredlow MA, et al：The effects of physical activ-

ity on sleep：a meta-analytic review. *J Behav Med*, **38**：427-449, 2015.

28）Qaseem A, et al：Management of Chronic Insomnia Disorder in Adults：A Clinical Practice Guideline From the American College of Physicians. *Ann Intern Med*, **165**(2)：125-133, 2016. Epub 20160503.

29）Irish LA, et al：The role of sleep hygiene in promoting public health：A review of empirical evidence. *Sleep Med Rev*, **22**：23-36, 2015. Epub 2014/10/16.

30）Sanft T, et al：NCCN Guidelines Insights：Survivorship Version 2.2019. *J Natl Compr Canc Netw*, **17**(7)：784-794, 2019.

Summary　がんサバイバーの睡眠障害に関するガイドラインであるが，がん以外の身体疾患症例の睡眠障害にも応用可能と思われる．評価対応の方法についてパネル，フローチャートで整理されており，実践的である．

31）Kupfer DJ, Reynolds CF 3rd：Management of Insomnia. *N Engl J Med*, **336**(5)：341-346, 1997.

32）東　敬一朗：リハビリテーションと薬剤(12)リハビリテーションでよく処方される薬剤とその副作用(2)睡眠薬. *J Clin Rehabil*, **31**(6)：571-577, 2022.

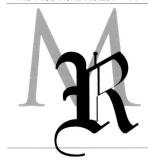

特集／リハビリテーション医療の現場で知っておきたい精神科関連の実践的知識

うつ病／適応障害

倉田明子*

Abstract　身体疾患に罹患した患者では，疾患の苦悩や治療の負担感，治療薬剤の影響などにより，適応障害やうつ病のリスクが高まる．適応障害は，患者個人のストレス脆弱性とストレス因とのバランスによって生じる，不安や抑うつなどのストレス反応であり，患者にとってそのストレス因が持つ意味を理解したうえで支持共感的な対応が求められる．また，うつ病は，抑うつ気分と興味・喜びの喪失を主症状とし，食欲の異常，無価値感や罪業感，意欲や集中力の低下，希死念慮などを呈し，心因に対して了解可能な程度を超えた強い反応を生じる点で適応障害と区別される．うつ病の薬物療法では，SSRI，SNRI，ミルタザピン，ボルチオキセチンなどの新規抗うつ薬を副作用や相互作用に注意して用いることが推奨される．
リハビリテーションを通して患者の残存機能や回復力を支持することが，適応障害やうつ病の患者の不安や喪失感を和らげることが期待される．

Key words　うつ病(depression)，適応障害(adjustment disorder)，身体疾患(medical illness)，支持的精神療法(supportive psychotherapy)，抗うつ薬(antidepressants)

はじめに

身体疾患に罹患した患者では，疾患や治療の負担感，治療薬剤の影響などにより，うつ病や適応障害のリスクが高まる．また，うつ病は糖尿病や心筋梗塞などの罹患率を高め[1)2)]，がんの再発や死亡に影響するなど[3)]身体疾患の罹患や経過にも影響を与える．

ここではリハビリテーション医療で知っておくべき適応障害やうつ病の概要を述べる．

適応障害

1．疾患概念と診断

適応障害は，DSM-5-TR[4)]において「適応反応症」の診断名で記載されており，明確なストレス因に反応して3か月以内に不安や抑うつ，行動面

の症状が出現し，ストレス因の消失・終結後6か月以内に症状も改善する，というストレス因との明確な因果関係を持つ疾患である(**表1**)．適応障害は，患者のストレス脆弱性，つまりストレスへの対処能力と，ストレス因とのバランスによって生じるため，個人のストレス脆弱性によって反応は異なる(**図1**)．また，その反応が正常反応を超えた異常な反応かどうかは，社会文化的基準に照らし合わせて検討する必要がある．

ストレス脆弱性は，患者が生まれ持つ素因(気質や知能)や，養育環境，生活歴の中で形成され，性格傾向や，ストレスコーピングを反映する．

ストレス因には仕事や対人関係，経済的問題や身体疾患などがあるが，個人によって対処困難なストレス因は異なる．例えば，仕事には高い対処能力を持つ人でも，身体疾患に対しては不安が強

＊　Akiko KURATA，〒734-8551　広島県広島市南区霞1-2-3　広島大学病院精神科，講師／緩和ケアセンター，副センター長

表 1. 適応反応症（Adjustment Disorders）の診断基準

A.	はっきりと確認できるストレス因に反応して，そのストレス因の始まりから3か月以内に情動面又は行動面の症状が出現
B.	これらの症状や行動は臨床的に意味のあるもので，それは以下のうち1つまたは両方の証拠がある. (1) 症状の重症度や表現型に影響を与えうる外的文脈や文化的要因を考慮に入れても，そのストレス因に不釣り合いな程度や強度を持つ著しい苦痛 (2) 社会的，職業的，または他の重要な領域における機能の重大な障害
C.	そのストレス関連症は他の精神疾患の基準を満たしていないし，すでに存在している精神疾患の単なる悪化でもない.
D.	その症状は正常の死別反応を示すものではなく，遷延性悲嘆症ではうまく説明されない.
E.	そのストレス因，またはその結果がひとたび終結すると，症状がその後さらに6か月以上持続することはない.

（文献 4 より引用）

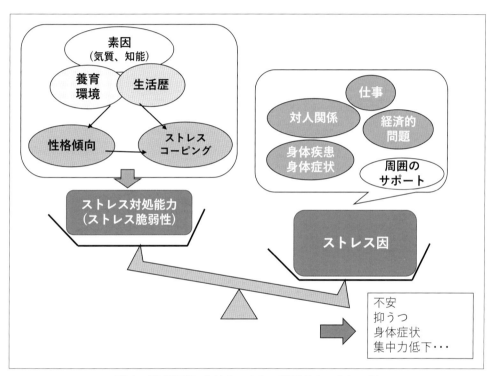

図 1. 適応障害におけるストレス脆弱性とストレス因

い，などである．一方，周囲のサポートがあるとストレス因は軽減する．

2. 治 療

適応障害の治療に関するエビデンスはあまり集積されていないが，精神療法と環境調整を中心とし，対症的に薬物療法を行う．

1）精神療法

支持的精神療法は，支持，共感，傾聴，受容，肯定，保証などを中心とした精神療法で，患者が感じている不安や抑うつ，罪悪感や喪失感などを，医療者との支持的な関係・コミュニケーションを通じて軽減するものである[5]．そのためには家族背景や生活歴，得意・不得意なこと，趣味など患者の「人となり」を把握することが必要である．また，そのストレス因が患者にとって持つ意味の理解が治療に役立つ．筆者が経験した早期乳がん診断後の適応障害患者では，父親を肺がんで亡くし，母親が介護で疲弊していた経験から，死

への恐怖や，家族に負担をかける罪悪感を強く感じていた．このように，人生の中で今回のストレス因と同様の出来事や状況に遭遇した体験の有無を聞き，その時と現在の状況を比較し話し合うことで，患者は自分の適応しにくい状況に気づくことができる[6]．これらの対応は精神科医以外の医療者も可能であり，治療的意味を持つ．

さらに，ストレス因の持続の見込みを予測したうえで，ストレス対処方法の獲得や，ストレスの捉え方の修正を検討する．例えば，進行がんのような慢性進行性の病気では，ストレス因は持続し時間とともに増大することが予測される．この場合，「病気への不安がなくなる」ことではなく「不安とうまく付き合う」ことを目標とし，自分らしい日常生活のあり方として，体調に配慮した日課やリフレッシュ方法，元々の趣味の実行可能性などをともに考えていく．慢性疾患をストレス因とした適応障害は改善しにくく，適応障害からうつ病などの他の疾患に移行する可能性もあるため，継続的な支援が必要である．

2）環境調整

ストレス因の軽減を目的に，周囲の環境の改善や外的サポートの強化を行う．独居で身体疾患のために日常生活に不安を呈する場合，介護保険サービスや訪問看護など社会医療資源を調整し，生活療養支援を行う．ただし，環境調整のみに解決法を求め，患者が本来向き合うべき課題を回避する手段とならないよう，注意が必要である．

3）薬物療法

不眠，不安，抑うつなどへの対症療法となる．

不眠について，ベンゾジアゼピン系（以下，BZ系），非BZ系睡眠薬は依存や耐性，認知機能低下などのリスクから安易に使用せず，オレキシン受容体拮抗薬のスボレキサントやレンボレキサント，メラトニン受容体作動薬のラメルテオンを優先的に使用する．

不安に対するBZ系抗不安薬は，やはり依存や耐性，認知機能低下などのリスクから，使用する場合は短期間，必要最小量の使用とする．セロト

ニン作動性抗不安薬のタンドスピロンや，漢方薬の抑肝散を用いることもある．

抑うつ，不安の程度が強い場合には，選択的セロトニン再取り込み阻害薬（SSRI）などの抗うつ薬を用いることもあるが，後述のように副作用や相互作用に注意する．

うつ病

1．疾患概念と診断

うつ病のDSM-5-TRにおける診断基準を示した（**表2**）[4]．うつ病では，抑うつ気分と興味・喜びの喪失を中核症状として，食欲や性欲の異常，無価値感や罪業感，思考力や集中力，判断力の低下，希死念慮などを呈する．食欲低下，頭痛，倦怠感などの身体症状で身体科を初診することも珍しくない．危険因子として，神経症的性格傾向，虐待など幼少期の不幸な体験，他の精神疾患の合併，慢性・重度の身体疾患があり[5]，痛みなどの身体症状，身体機能の低下，乏しいソーシャルサポートも含まれる．

鑑別について，適応障害では「その状況で不安になるのは理解できる」という了解可能性があり比較的軽症であるが，うつ病はストレス因に比して情緒や行動の反応が強く，一連の流れとして理解が困難な点で区別される．活動低下型せん妄もうつ病との鑑別を要するが，詳細は他稿を参照されたい．身体的要因や物質・医薬品による抑うつ症状も鑑別に挙がる．甲状腺機能低下症や副腎皮質機能低下症など内分泌疾患，全身性エリテマトーデスや橋本病など自己免疫疾患，脳卒中やパーキンソン病，多発性硬化症，自己免疫性脳炎など脳器質疾患，睡眠時無呼吸症候群などの睡眠障害，副腎皮質ステロイドや抗エストロゲン製剤，インターフェロン，アルコール，オピオイドなどの薬剤が抑うつを呈し得る．

2．スクリーニング

2質問法[7]は「この1か月間，気分が沈んだり，憂うつな気持ちになったりすることがよくありますか」「この1か月間，物事に対して興味がわかな

表 2. うつ病(Major Depressive Disorder)の診断基準

A.	以下の症状のうち 5 つ(またはそれ以上)が同じ 2 週間の間に存在し,病前の機能からの変化を起こしている.これらの症状のうち少なくとも 1 つは(1)抑うつ気分,または(2)興味又は喜びの喪失である. (1) その人自身の言葉(例:悲しみ,空虚感,または絶望を感じる)か,他者の観察(例:涙を流しているように見える)によって示される,ほとんど 1 日中,ほとんど毎日の抑うつ気分 (2) ほとんど 1 日中,ほとんど毎日の,すべて,またはほとんどすべての活動における興味または喜びの著しい減退(その人の説明,または他者の観察によって示される) (3) 食事療法をしていないのに,有意の体重減少,または体重増加(例:1 か月で体重の 5%以上の変化),またはほとんど毎日の食欲の減退又は増加 (4) ほとんど毎日の不眠又は過眠 (5) ほとんど毎日の精神運動興奮または制止(他者によって観察可能で,ただ単に落ち着きがないとか,のろくなったという主観的感覚ではないもの) (6) ほとんど毎日の疲労感,または気力の減退 (7) ほとんど毎日の無価値感,または過剰であるか不適切な罪責感(妄想的であることもある.単に自分をとがめること,または病気になったことに対する罪悪感ではない) (8) 思考力や集中力の減退,または決断困難がほとんど毎日認められる(その人自身の説明による,または他者によって観察される) (9) 死についての反復思考(死の恐怖だけではない),特別な計画はないが反復的な自殺念慮,はっきりとした自殺計画,または自殺企図
B.	その症状は,臨床的に意味のある苦痛,または社会的,職業的,または他の重要な領域における機能の障害を引き起こしている.
C.	そのエピソードは物質の生理学的作用,または他の医学的状態によるものではない.
D.	少なくとも 1 つの抑うつエピソードは統合失調感情症でうまく説明できず,統合失調症,統合失調様症,妄想症,または「統合失調スペクトラム症及び他の精神症,他の特定される」および「統合失調スペクトラム症及び他の精神症,特定不能」に重複するものではない.
E.	躁エピソード,または軽躁エピソードが存在したことがない.

(文献 4 より引用)

い,心から楽しめない感じがよくありますか」という 2 つの質問のうち 1 つでも当てはまる場合はうつ病を疑うというものである.その他,PHQ-9[8])などの自記式質問紙も頻用される.

3.治　療

日本うつ病学会の治療ガイドラインによると[9]),いずれも支持的な小精神療法や心理教育は必須であるが,軽症(診断基準を最低限満たすが,苦痛や社会的・職業的機能の障害は軽度),中等症(軽度と重度の間),重症(診断基準の多くを満たし,苦痛は強く,社会的・職業的機能を著しく損なう)によって薬物療法の位置づけは異なる.

軽症うつ病では基礎的な支持的介入に薬物療法と体系化された精神療法(認知行動療法,対人関係療法,力動的精神療法,問題解決技法など)を,単独もしくは組み合わせて用いることが推奨されているが,抗うつ薬による薬物療法は必須ではない[9]).

中等症以上のうつ病では,基礎的な支持的介入に加え,急性期から抗うつ薬による薬物療法や電気けいれん療法を導入し,罪業妄想や貧困妄想などを呈する精神病性うつ病では抗精神病薬の併用も検討する[9]).急性期を脱したら,体系化された精神療法を考慮する[9]).

ただし,身体疾患を持つうつ病患者のうち,予後が月単位の予測である終末期のうつ病では,抗うつ薬の十分な効果が得られるまでに死を迎える可能性があるため,薬物療法は睡眠確保のための睡眠薬など対症的に行い,身体的苦痛の緩和や快適な環境の調整,自律性の喪失のようなスピリチュアルペインへの支持的対応を中心に行う.

1)精神療法

基礎的な支持的介入のほか,体系化された精神療法として認知行動療法や問題解決技法,対人関係療法,力動的精神療法,マインドフルネスなどがある.

うつ病では,出来事に対する考え(認知)が悲観的になり,良くない可能性を考えてさらに落ち込

表 3. 主な新規抗うつ薬とその特徴

分類	主な薬剤	効果の特徴	頻度の高い副作用	稀だが注意が必要な副作用	相互作用 代表的な併用注意薬	併用禁忌・禁忌
① SSRI	セルトラリン パロキセチン エスシタロプラム フルボキサミン	抑うつ気分, 不安, 焦燥の改善	悪心 下痢 発汗 頭痛 眠気	セロトニン症候群 SIADH アクチベーション (逆に焦燥が高まる) 性機能障害	フルボキサミン：CYP や P 糖タンパクなど相互作用多い；テオフィリン, ワーファリン, ジゴキシンなど パロキセチン：CYP2D6, P 糖タンパク相互作用；ジゴキシン, タモキシフェン セルトラリン, エスシタロプラム：CYP2D6 の相互作用あるが影響少ない	MAO 阻害薬 ピモジド フルボキサミン：上記に加えチザニジン, ラメルテオン, メラトニン エスシタロプラム：QT 延長のある場合
② SNRI	デュロキセチン ベンラファキシン ミルナシプラン	意欲低下, 活動性低下, 興味や喜びの喪失の改善	悪心 下痢 排尿障害	セロトニン症候群 SIADH アクチベーション 性機能障害 頻脈	デュロキセチン：CYP2D6 を介した相互作用に注意 ベンラファキシン：CYP2D6 阻害作用はあるが弱い	MAO 阻害薬 デュロキセチン, ベンラファキシン：高度肝機能障害, 高度腎機能障害のある場合 ミルナシプラン：尿閉のある場合
③ NaSSA	ミルタザピン	焦燥, 不眠, 食欲不振の改善	眠気 食欲増進 口渇	起立性低血圧 セロトニン症候群 SIADH	グルクロン酸抱合のため相互作用は少ない	MAO 阻害薬
④ S-RIM	ボルチオキセチン	興味や喜びの喪失, 思考力低下の改善	悪心(SSRI, SNRI より少ない)	セロトニン症候群 SIADH	CYP 相互作用は少ない	MAO 阻害薬

- SIADH：抗利尿ホルモン不適合分泌症候群
- MAO 阻害薬：モノアミン酸化酵素阻害薬
- CYP：シトクロム P450

（文献 12, 13 を参考に筆者作成）

むという悪循環が生じる[10]. 悲観的認知は, 自分自身, 将来, 周囲の状況のいずれに対しても生じ, 患者は自己評価が低く, 先の見通しは暗く, 周囲のサポートも得られないと考えてしまう. 認知行動療法は, ストレス状況で生じる考えやイメージ(認知)によって, 気持ちや行動, 体の反応が異なることに注目し, 自分の認知や行動のパターンを客観的に検証し, 適応的な考えや行動を検討していくもので, 認知再構成, 行動活性化, 問題解決技法, 自己主張のスキルなどの対処法がある[10)11)]. 詳細は他書を参考にされたい[10)11)].

2) 薬物療法

抗うつ薬には選択的セロトニン再取り込み阻害薬(SSRI), セロトニン・ノルアドレナリン再取り込み阻害薬(SNRI), ノルアドレナリン作動性・特異的セロトニン作動性抗うつ薬(NaSSA), セロトニン再取り込み阻害・セロトニン受容体調節薬(S-RIM)の新規抗うつ薬が忍容性の面から推奨されている[12)13)]. 表に主なものをまとめた(**表3**). 重症や難治性のうつ病では抗うつ作用の強い三環系抗うつ薬を使用することもあるが, 口渇や眠気, 起立性低血圧などの副作用が強く, 第一選択ではない. 新規抗うつ薬の使い分けは確立しておらず, 副作用や相互作用を考慮して使用する. ミルタザピン, ボルチオキセチン, エスシタロプラムは比較的相互作用が少ない. SSRI や SNRI は悪心や下痢が出やすく, 嘔気や食欲低下のある患者では食欲増進作用のあるミルタザピンが使いやすい.

うつ病は再燃・再発しやすいため, 寛解後4～9か月は急性期と同用量で継続し, その後は同量もしくは減量して寛解から1年以上の薬物療法を検討する. 急な中断は離脱症候群を呈する可能性があることを患者と共有し, 減量・中止時は漸減する.

睡眠障害に対する睡眠薬や，急性の不安焦燥，激越の緩和に抗不安薬を使用することもある．ただし，依存や耐性，認知機能低下などの副作用からBZ系，非BZ系薬剤は必要最小限の使用とし，睡眠薬はラメルテオンやオレキシン受容体拮抗薬の使用を検討する．

さいごに

リハビリテーションの場面は患者との距離を縮めやすく，患者は思いを表出しやすい．その表出のタイミングを逃さず，支持的な傾聴，共感を行うことが治療的意味を持つ．

抑うつを呈する患者は自己評価が低下し，先の見通しに悲観的になって孤独や喪失感を感じている場合が多いが，リハビリテーションを通して患者の残存機能に目を向け，回復力を支持し見通しを伝えることで，患者の喪失感を和らげることを期待している．

文 献

1) Mezuk B, et al：Depression and type 2 diabetes over the lifespan：a meta-analysis. *Diabetes Care*, **31**：2383-2390, 2008.

2) Wu Q, Kling JM：Depression and the Risk of Myocardial Infarction and Coronary Death：A Meta-Analysis of Prospective Cohort Studies. *Medicine*(*Baltimore*), **95**：e2815, 2016.

3) Wang X, et al：Prognostic value of depression and anxiety on breast cancer recurrence and mortality：a systematic review and meta-analysis of 282,203 patients. *Mol Psychiatry*, **25**：3186-3197, 2020.

4) American Psychiatric Association 著，日本神経学会監修，髙橋三郎ほか監訳，DSM-5-TR™精神疾患の診断・統計マニュアル，医学書院，2023.

5) 明智龍男：がん患者の不安・抑うつ・せん妄とがん性疼痛に対する精神医学的アプローチ. 臨精薬理，**20**：429-436，2017.

6) 平島奈津子：適応障害の診断と治療. 精神誌，**120**：514-520，2018.
   Summary 適応障害のストレス因と反応，対応についての実践的内容.

7) Whooley MA, et al：Case-finding instruments for depression. Two questions are as good as many. *J Gen Intern Med*, **12**：439-445, 1997.

8) Muramatsu K, et al：Performance of the Japanese version of the Patient Health Questionnaire-9(J-PHQ-9)for depression in primary care. *Gen Hosp Psychiatry*, **52**：64-69, 2018.

9) 日本うつ病学会，気分障害の治療ガイドライン作成委員会：日本うつ病学会治療ガイドラインⅡ. うつ病(DSM-5)/大うつ病性障害2016.〔https://www.secretariat.ne.jp/jsmd/iinkai/katsudou/data/20190724.pdf〕最終アクセス2023.10.31
   Summary 我が国唯一のうつ病ガイドラインで，背景，診断，治療を網羅している.

10) 大野 裕：こころのスキルアップ・トレーニング 認知療法・認知行動療法で元気を取り戻す，きずな出版，2014.

11) Beck JS, 伊藤絵美ほか訳：認知行動療法実践ガイド：基礎から応用まで 第2版. 星和書店，2015.

12) 古郡規雄：気を付けるべき抗うつ薬の相互作用. 精神誌，**118**：152-158，2016.

13) Stahl SM, 仙波純一ほか(監訳)：神経科学的基礎と応用：7章；気分障害の治療薬. ストール精神薬理学エッセンシャルズ 第5版，313-376，メディカル・サイエンス・インターナショナル，2023.

MB Med Reha **No.297**：20-25, 2024

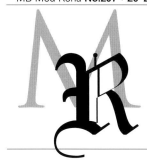

特集／リハビリテーション医療の現場で知っておきたい精神科関連の実践的知識

認知症

吉村匡史[*1]　山下円香[*2]

Abstract　日本における認知症への取り組みに関して，2023年に2つの大きな動きがあった．1つは認知症基本法の成立であり，これによって認知症の方と認知症を持たない国民が共生する社会を実現すること，認知症の人の尊厳を守ることが法律で担保された．もう1つは世界初の認知症の根本治療薬であるレカネマブの承認である．本薬剤は軽度のアルツハイマー型認知症と軽度認知障害(MCI)が適応となり，これによって認知症および軽度認知障害の方への対応に関して改めて注目が集まっている．本稿においては薬物治療に関する記載は誌面の都合上，他稿に譲ることとしたが，認知症基本法，認知症の代表的な原因疾患(4大認知症)，認知症の方への対応の注意点，特に軽度の認知症の方を対象としたリハビリテーションに関して概説する．

Key words　認知症(dementia)，認知症基本法(the basic law dealing with dementia)，誤りなし学習(errorless learning)，試行錯誤学習(trial-and-error learning)，エブリデイテクノロジー(everyday technology)

はじめに

認知症とは，いったん健常の水準に達した認知機能が後天的な脳の障害によって持続的に低下して日常生活に支障をもたらす状態であり，それがせん妄などの意識障害がない時に見られるものである．

2023年6月14日に「共生社会の実現を推進するための認知症基本法(認知症基本法)」が成立した．共生社会とは，「認知症の人を含めた国民一人一人がその個性と能力を十分に発揮し，相互に人格と個性を尊重しつつ支え合いながら共生する活力ある社会」と定義されている．本法では「本人と家族の意向尊重」，「国民の認知症に対する理解の促進」，「切れ目ない保健医療・福祉サービス」，「本人・家族等への支援」，「予防・リハビリテーショ

ンに関する研究開発の推進」などの基本理念が示されており，今後の関連施策はこの基本法に則って遂行される．共生社会の実現や認知症の人の尊厳を守ることが法律に示されたのは大きな出来事であり，すべての国民が認知症に関する理解を有することが求められるが，特に医療・介護・福祉に関わる人々においてはより深い理解が望まれる．

本稿では，認知症に関する事項のうち，リハビリテーションに携わる方々に知っていただきたいものを紹介する．

認知症の診断基準

認知症の定義は冒頭に述べた通りだが，代表的な診断基準としてWHOによるICD-10[1]，米国精神医学会によるDSM-5[※2]がある．例としてDSM-5[※2]の診断基準を**表1**に示す．なお，ICDの

[*1] Masafumi YOSHIMURA，〒573-1010　大阪府枚方市新町2-5-1　関西医科大学リハビリテーション学部作業療法学科，教授
[*2] Madoka YAMASHITA，同，助教

表 1. 米国精神医学会の精神疾患の診断・統計マニュアル第5版(DSM-5®)による認知症の診断基準[2]

A． 1つ以上の認知領域(複雑性注意，遂行機能，学習および記憶，言語，知覚-運動，社会的認知)において，以前の行為水準から有意な認知の低下があるという証拠が以下に基づいている：

1) 本人，本人をよく知る情報提供者，または臨床家による，有意な認知機能の低下があったという概念，および

2) 標準化された神経心理学的検査によって，それがなければ他の定量化された臨床的評価によって記録された，実質的な認知行為の障害

B． 毎日の活動において，認知欠損が自立を阻害する(すなわち，最低限，請求書を支払う，内服を管理するなどの，複雑な手段的日常生活動作に援助を必要とする)

C． その認知欠損は，せん妄の状況でのみ起こるものではない

D． その認知欠損は，他の精神疾患によってうまく説明されない(例：うつ病，統合失調症)

(文献 2 より引用)

最新版であるICD-11が2018年にWHOから公表されているが，日本語版は厚生労働省による承認待ちの状態にあるため，本稿ではICD-10[1]を紹介する．

認知症の原因疾患

認知症の原因疾患は，神経変性疾患，脳血管障害，内科疾患，感染症，血管障害以外の脳外科的疾患，感染症など多岐にわたる．本稿では，その中でも特に重要と考えられる4疾患(4大認知症)[3]について述べる．

1．アルツハイマー病(Alzheimer's disease；AD)

認知症の原因疾患として最多であり，概ね60%を占める．近時記憶障害，エピソード記憶障害を特徴とする記憶障害が症状の中核であり，初発症状となる．潜行性に発症して緩徐に進行し，進行に伴って見当識障害，遂行機能障害，視空間認知障害が出現する．また，アパシー，うつ症状，被害妄想などの精神症状を伴うことも多い．病初期から明らかな局所神経症状を認めることは稀である．

2．血管性認知症(vascular dementia；VD)

脳血管障害が関連して発症する認知症の総称である．血管障害の部位によって病態が異なり，単一の疾患ではない．記憶・見当識障害，アパシー，うつ症状，感情失禁，局所神経症状など種々の症状が出現し得る．ADと異なり，発症や進行は急

性，階段状の場合が少なくない．いわゆる「まだら認知症(障害がある領域とない領域での重症度の差が強い)」を呈する場合があり，一見重度に見えても人格は保持されている例があるため配慮を要する．

3．レビー小体型認知症(dementia with Lewy bodies；DLB)

初期には明らかな認知機能障害が目立たない場合もある．診断基準[4]では4種類の中核的特徴(注意・覚醒度の著明な変化を伴う認知機能の変動，繰り返し出現する具体的な幻視，パーキンソニズム，レム期睡眠行動異常症)が示され，認知機能低下に加えて前述の中核的特徴のうち2種類，もしくは中核的特徴のうち1種類および以下の指標的バイオマーカー(基底核ドパミントランスポーターの機能低下，MIBG心筋シンチグラフィーでの取り込み低下，睡眠ポリグラフ検査による筋緊張低下を伴わないレム睡眠)の1つが認められる場合にprobable(ほぼ確実な)DLBと診断する．症状に変動を認めるため，接する機会によって状態が異なることも珍しくない．

4．前頭側頭型認知症(frontotemporal dementia；FTD)

他の認知症の原因疾患に比較して発症年齢が低い．初期症状として，意欲低下，脱抑制，常同性といった性格変化や行動変化が問題になりやすい．注意・集中困難も見られやすいが，常同性を利用したルーチン化された対応(プログラム内容，

座る位置や接するスタッフなどの固定)が効果的
とされる.

認知症のリハビリテーション

認知症の薬物療法については他の文献に譲る
が,非薬物的なアプローチ,すなわち,リハビリ
テーション,心身の健康維持,認知症の人の感情
と尊厳に配慮した対応が重要であることは言うま
でもない.記憶力や人物の見当識が低下している
認知症の人から見ると,他者の関わり方・コミュ
ニケーションのあり方がその人の安心や意思の疎
通性,言動の安定などを大きく左右する[5].また,
認知症の人は自身が置かれた状況を理解しにくい
分,その人を取り巻く環境から常に様々な刺激
(音,声,光,空間など)を受けていると考えられ,
精神的に不安定になりやすい背景となってい
る[5].認知症の人は想像以上に心理的ストレスを
抱えており,すべての関わりにおいてできるだけ
その人が安心できるような接し方や環境が求めら
れる.リハビリテーションを実施するにあたって
も,その重要性を常に意識することが必要であ
る.この点を踏まえ,本稿では認知症のリハビリ
テーションについて述べる.

認知症のリハビリテーションにおいては,その
発症の予防や遅延を図ることが重要な役割の1つ
であり,そのための日常生活上の取り組みや工夫
などについて,主に軽度の認知症を対象に述べる.

1.認知機能を対象とした介入

アルツハイマー病ではエピソード記憶の低下を
中心に,ワーキングメモリや遂行機能などの認知
機能の低下が見られることが多いが,これらの機
能低下と関連してデフォルトモードネットワーク
(default mode network)の機能異常が報告されて
いる[6].デフォルトモードネットワークは,機能
的に結合しあっている脳領域から構成される脳機
能的ネットワークの1つである.このネットワー
クを構成する主な脳領域は,内側前頭前皮質・楔
前部・後部帯状回・下頭頂葉・角回・海馬を含む
内側側頭葉[6)7]であり,その主な役割にはエピソー

ド記憶の検索やワーキングメモリにおけるエピ
ソードバッファ,課題関連情報の統合などがあ
り[8)9],複雑な記憶処理戦略に役立つとされてい
る[10].そして,このネットワークの機能的結合は
加齢に伴って減少し,その減少はエピソード記憶
やワーキングメモリなどの認知ドメインのパ
フォーマンス低下を伴う[11)12].さらに,後述する
軽度認知機能障害(mild cognitive impairment;
MCI)では正常加齢に比べてその機能的結合はよ
り減少し,アルツハイマー型認知症においてその
減少はさらに加速するという[13)14].

正常加齢による認知機能低下と初期認知症との
中間段階にあるとされるMCIは,① 主観的な認
知機能低下の訴え,② 年齢相応ではない客観的な
認知機能の低下,③ 日常生活の自立,④ 認知症の
基準は満たさない,などの条件で判断され,MCI
は正常加齢に比べて認知症へ移行するリスクが高
いとされている一方で,一定の割合で正常域へ回
復すると考えられている[15)16].ゆえに,MCIと診
断を受けた後であっても,さらに予防的観点から
は,MCIに至らない段階にあっても,脳ネット
ワークが効果的に機能するための取り組みを日常
的に行うことが望ましいと考える.

認知症で低下する記憶機能の1つであるワーキ
ングメモリの働きには,言語情報だけでなく外界
からの多種多様な情報(聴覚・視覚・味覚情報な
ど)を統合処理する機能がある[17].外界からの情
報を取り込んで処理する方法については,認知リ
ハビリテーション領域において"誤りなし学習"
と"試行錯誤学習"というリハビリテーション原
理がある[18].誤りなし学習とは,常に正答(正しい
手続きや情報など)が提示され,それを受動的に
受け取ることで新規の情報の取り込み(学習)を
していくものである.誤りなし学習の場合,情報統
合の際にエラー処理が介在せず,情報の積み重ね
による記憶学習になる.一方で試行錯誤学習と
は,正答にたどり着くまでに能動的な試行錯誤を
求めるもので,その過程では発生したエラーを正
答に置き換えていくための情報処理が必要になる.

この両学習方法を比較すると，先述したデフォルトモードネットワークの関与が異なることが報告されている．試行錯誤学習に取り組んでいる際は，誤りなし学習よりもデフォルトモードネットワークの機能的結合がより密でネットワーク内の情報のやり取りが多い[19]．加えて，試行錯誤学習に取り組んでいる際のデフォルトモードネットワーク結合数は，健常な中年期にあっても加齢に伴い減少し，試行錯誤学習による学習成績も加齢に伴い低下が見られる[20]．一方で，誤りなし学習では同様の加齢との関連は確認されなかった．つまり，MCIや認知症に加えて，健常者であっても，加齢に伴いこのネットワークの機能的結合数の減少とともに試行錯誤学習への適応は低下していくと考えられる．しかしながら，若年者や初期の認知症を対象とした検証においては，誤りなし学習に比べて試行錯誤学習の方が学習効果がより高いことが報告されている[21)22]．これらを考慮すると，若年〜中年期はもちろん，MCIや初期の認知症の段階においても，残存する脳機能を活かしその低下を予防するという目的においては，試行錯誤学習の原理を適用した認知トレーニングや環境適応の方法を考慮する必要があると考えられる．そして，試行錯誤への適応が困難になってきた場合には，代償的アプローチに基づいて誤りなし学習を適用した環境適応法を考慮することが望ましいと考えられる．

2．日常生活を対象とした介入

軽度認知症も対象としている日常生活評価の1つに，DASC-21(The Dementia Assessment Sheet for Community-based Integrated Care System-21 items)があるが，これには自身のもの忘れについての質問があり，主観的な認知機能低下の程度について評価している．「主観的な認知機能低下の訴え」はMCIの主な診断基準にも含まれているが，この主観的な認知機能低下の訴えは，subjective memory complaint(SMC)やsubjective cognitive impairment(SCI)と呼ばれ，MCIの前段階の状態と考えられている．認知機能

低下がない高齢者においては，SMCがある場合はない場合と比べて2年後の認知症発症リスクが約5倍になるという報告がある[23]．一方，認知機能低下がある高齢者においては，SMCの有無による認知症発症の有意差はなかったと報告されている．つまり，認知機能低下が見られない高齢者にとって，SMCがある場合は認知症へ移行する可能性の高さを示唆し，早期からの予防的なリハビリテーション介入の対象者になり得ると考えられる．ゆえに，この主観的な認知機能低下の訴えを，認知症に移行する可能性のある認知機能低下のごく早期の徴候として，注意して経過観察することも重要だと思われる．

また，MCIでは基本的な日常生活は自立しているとされているが，電子機器の使用やごみの分別，交通機関の利用などのIADL(instrumental activities of daily living；手段的日常生活動作)や複雑な生活活動においては必ずしも困難さがないとは言い切れない．近年の私たちの日常生活には多様なICT(information and communication technology)が導入され，生活利便性を高めることや社会的つながりを含めて活動範囲を広げることなどによって，QOLの向上に役立っている．認知機能低下がない段階では，日常にあふれている利便性の高い電子機器を使いこなすことが可能であるが，健常高齢者であっても記憶機能だけでなく遂行機能や視空間認知機能などの認知機能低下に伴いその使用が困難になり，生活障害へとつながることもある[24]．認知症の重症度分類であるGlobal Deterioration Scale(GDS)を用いて健常高齢者とMCI，主観的認知機能低下の3グループに分け，日常生活における家電や券売機などの日常的・社会的に使用する機器(everyday technology)を使用する能力や実際の使用数について比較検討した報告[25]によると，MCIと主観的認知機能低下のグループは健常高齢者に比べて機器の使用能力が低く，実際に使用している機器の数も少なかった．また，MCIと主観的な認知機能低下ではグループ差は見られなかった．そしてこの報告

では，ほんのわずかな認知機能低下であっても日常の機器使用における困難さが経験されていることから，ごく早期の認知機能低下を捉える可能性がある臨床的特徴として日常の機器使用の困難さが述べられている．これらの認知機能低下初期における機器使用の困難さは，使用法の変更や機器の工夫，再学習などによって克服されることで使用継続につながり，生活機能・社会機能の維持に役立つ可能性があると考えられる．リハビリテーションにおいては，このような日々の生活機能的側面からの評価やアプローチも，早期発見・予防的介入につながる重要な役割の1つと考える．

ここまで，加齢や認知機能低下に伴う日常の機器使用の困難さについて述べたが，一方で，デジタル支援技術はリハビリテーション介入手段として導入されることが増えてきている側面もある．Assistive technology と言われるデジタル支援技術は，家庭での単一機器の工夫から，身体や活動状態のウェアラブル機器やスマートフォンアプリでのモニタリング，タイムリーな促しのサポートなどへと発展してきている[26]．そのような支援技術が高齢者や認知症の方々の生活機能や社会交流を支える効果的な代償戦略となるには，使いやすくて受け入れやすい技術である必要があると思われる．リハビリテーションにおいては，認知機能低下の影響を受けている生活実態について把握し，必要に応じて支援技術をテイラーメイドに適用することで，自立度や安全の向上，作業遂行能力の向上につなげることを目指すことが重要である．このことは，心理社会的側面での不活発さ（うつや引きこもり傾向）も関与するとされる認知症においては，予防的介入につながるとともに，日常生活に彩りをもたらしQOL向上にも寄与するものと考えられる．

さいごに

「はじめに」の項で取り上げた認知症基本法に「切れ目ない保健医療・福祉サービス」，「予防・リハビリテーションに関する研究開発の推進」など

の理念が定められていることを述べたが，このような背景から，リハビリテーションの認知症分野への貢献に対する期待はこれまで以上に高まっているものと考えられる．本稿が，認知症の人に関わる，あるいはこれから関わっていかれる方々にとって，認知症の人への更なる理解と関心を深めるきっかけになれば幸いである．

文　献

1) World Health Organization：International Statistical Classification of Diseases and Related Health Problems 10th Revision. World Health Organization, 1993.
2) American Psychiatric Association：Diagnostic and statistical manual of mental disorders, Fifth Edition（DSM-5®）. American Psychiatric Association, 2013.
3) 新井平伊：4大認知症疾患の臨床的重要性―なぜ4疾患を取り上げたか？―. 精神科治療，22：1345-1349，2007.
4) McKeith IG, et al. Diagnosis and management of dementia with Lewy bodies：Fourth consensus report of the DLB Consortium. *Neurology*, 89：88-100, 2017.
5) 永田久美子：認知症の人のケア. *Brain Med*, 25：65-73, 2013.
   Summary 認知症の方へのケアは，ケア提供者視点のケアから本人視点に立ったケアへと変革されている．本文献ではその詳細が紹介されている．
6) Menon V：Large-scale brain networks and psychopathology：a unifying triple network model. *Trends Cogn Sci*, 15(10), 483-506, 2011.
7) Fox MD, Raichle ME：Spontaneous fluctuations in brain activity observed with functional magnetic resonance imaging. *Nat Rev Neurosci*, 8(9)：700-711, 2007.
8) Sestieri C, et al：Episodic memory retrieval, parietal cortex, and the default mode network：functional and topographic analyses. *J Neurosci*, 31(12)：4407-4420, 2011.
9) Cocchi L, et al：Dynamic cooperation and competition between brain systems during cognitive control. *Trends Cogn Sci*, 17(10)：493-501, 2013.
10) Fair DA, et al：The maturing architecture of the

brain's default network. *Proc Natl Acad Sci U S A*, **105**(10)：4028-4032, 2008.

11) Mevel K, et al：Age effect on the default mode network, inner thoughts, and cognitive abilities. *Neurobiol Aging*, **34**(4)：1292-1301, 2013.

12) Staffaroni AM, et al：The Longitudinal Trajectory of Default Mode Network Connectivity in Healthy Older Adults Varies As a Function of Age and Is Associated with Changes in Episodic Memory and Processing Speed. *J Neurosci*, **38**(11)：2809-2817, 2018.

13) Wang J, et al：Disrupted functional brain connectome in individuals at risk for Alzheimer's disease. *Biol Psychiatry*, **73**(5)：472-481, 2013.

14) Dennis EL, Thompson PM：Functional brain connectivity using fMRI in aging and Alzheimer's disease. *Neuropsychol Rev*, **24**(1)：49-62, 2014.

15) Petersen RC：Mild cognitive impairment as a diagnostic entity. *J Intern Med*, **256**(3)：183-194, 2004.

16) Shimada H, et al：Conversion and Reversion Rates in Japanese Older People With Mild Cognitive Impairment. *J Am Med Dir Assoc*, **18**(9)：808. e1-808. e6, 2017.

17) Baddeley A：Working memory. *Curr Biol*, **20**(4)：136-140, 2010.

18) Parker G, et al：Rehabilitation of memory disorders in adults and children. Wilson BA, et al (Eds.), Neuropsychological Rehabilitation：The International Handbook(1st ed), 196-206, Routledge, 2017.

19) Yamashita M, et al：Functional network activity during errorless and trial-and-error color-name association learning. *Brain Behav*, **10**(8)：e01723, 2020.

20) Yamashita M, et al：Age-related learning difficulty through trial-and-error method associated with decreased default mode network integration in healthy middle-aged adults. *J Clin Exp Neuropsychol*, **45**(4)：433-442, 2023.

21) Anderson ND, Craik FI：The mnemonic mechanisms of errorless learning. *Neuropsychologia*, **44**(14)：2806-2813, 2006.

22) Dunn J, Clare L：Learning face-name associations in early-stage dementia：Comparing the effects of errorless learning and effortful processing. *Neuropsychol Rehabil*, **17**(6)：735-754, 2007.

23) Tsutsumimoto K, et al：Subjective Memory Complaints are Associated with Incident Dementia in Cognitively Intact Older People, but Not in Those with Cognitive Impairment：A 24-Month Prospective Cohort Study. *Am J Geriatr Psychiatry*, **25**(6)：607-616, 2017.

24) 種村留美ほか：高次脳機能障害に対する Assistive Technology による支援. 高次脳機能研, **36**(3)：384-391, 2016.

25) Malinowsky C, et al：Differences in the use of everyday technology among persons with MCI, SCI and older adults without known cognitive impairment. *Int Psychogeriatr*, **29**(7)：1193-1200, 2017.
Summary 日常的・社会的に使用する機器 (everyday technology)の使用能力や実際の使用数が, ごくわずかな認知機能低下状態の臨床的特徴となり得る可能性を報告している.

26) Holthe T, et al：Digital Assistive Technology to Support Everyday Living in Community-Dwelling Older Adults with Mild Cognitive Impairment and Dementia. *Clin Interv Aging*, **17**：519-544, 2022.

第3回

日本フットケア・足病医学会

関東・甲信越地方会

SWGs

SUSTAINABLE WALKABLE GOALS

1 足育で大切な足を守り育てる

2 靴と靴下、正しく履いて足病を予防する

3 足を視て、きれいに洗って保とう美足

4 足に優しい住環境の提案

5 適切な運動習慣で歩く力を維持する

6 足病の予防と治療を可能にする関係をつくりあげる

7 Wound hygieneでより良い創傷管理

8 医療と企業の協働で足の治療環境を整える

2024年 4/28 (日)

会場 ソニックシティ
〒330-8669 埼玉県さいたま市大宮区桜木町1丁目7-5

会長 高山かおる
（済生会川口総合病院皮膚科）

副会長 松岡 美木
（埼玉医科大学病院 褥瘡対策管理室）

寺部 雄太
（春日部中央総合病院 下肢救済センター）

一般演題募集期間：**2023年12月13日（水）～2024年1月24日（水）**
詳細は学会ホームページ http://jfcpmkanto3.umin.jp をご確認ください

事務局 済生会川口総合病院皮膚科
事務局長 全日本病院出版会 鈴木由子
〒113-0033 東京都文京区本郷3-16-4

運営事務局 株式会社コンベンションフィールド
〒101-0043 東京都千代田区神田富山町21 神田FKビル6階
TEL：03-6381-1957 FAX：03-6381-1958
E-mail：jfcpmkanto3@conf.co.jp

MB Med Reha **No.297**：**27-33**, 2024

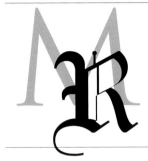

特集／リハビリテーション医療の現場で知っておきたい精神科関連の実践的知識

慢性身体疾患患者における認知機能障害
—慢性閉塞性肺疾患，がん，心臓病，腎臓病を中心に—

谷向　仁[*1]　鬼塚安純[*2]　原　祥子[*3]

Abstract　慢性身体疾患（以下，慢性疾患）における認知機能障害が近年注目されつつある．慢性疾患患者は長期的な療養生活を過ごすため，病状が安定し悪化しないように服薬を含めたセルフマネジメントやアドヒアランスが重要となるが，認知機能が障害されるとこれらの能力に大きな影響を及ぼす．しかしながら，臨床現場では慢性疾患の認知機能障害にはあまり注意が払われていない．その理由の1つとして，明らかな記憶障害より遂行機能などの非健忘型認知機能障害が目立つため，認知機能を専門としない医療者には理解されにくいことが考えられる．これらを見過ごさないためにはまずその特徴を理解し認知機能障害のサインにも注意を払って関わることが重要である．このような患者の状況把握にはリハビリテーション職が果たす役割は大きい．チーム医療の一員として，認知機能を含めた機能障害への気づきと評価，支援での活躍が期待されている．

Key words　慢性疾患（chronic illness），認知機能障害（cognitive impairment），遂行機能（executive function），セルフマネジメント（self-management），アドヒアランス（adherence）

慢性身体疾患における認知機能障害

　患者に認知機能障害が認められる場合，どのような疾患や病態をイメージするだろうか．神経変性や脳血管障害に伴う認知症，脳炎や頭部外傷といった脳病変による疾患を思い浮かべる人は多いだろう．しかしながら，認知機能障害を呈する疾患は脳に主病変があるものばかりではない．近年，慢性身体疾患（以下，慢性疾患）における認知機能障害が注目されつつある．慢性疾患による認知機能障害では特に遂行機能などの前頭葉機能が影響を受けやすく，明らかな記憶障害のように周囲から見て誰もが気づくような症状が前景に現れ

ることは多くはない．しかしながら，この認知機能障害は長期にわたる療養生活において様々な影響を与えていることが報告されている．

　本稿では慢性疾患のうち，慢性閉塞性肺疾患（chronic obstructive pulmonary disease；COPD），がん，心臓病（主に慢性心不全），慢性腎臓病（chronic kidney disease；CKD）の4疾患を取り上げ，各疾患に見られる認知機能障害の特徴とその影響，そしてリハビリテーション職が担うべき役割について概説する．

[*1] Hitoshi TANIMUKAI，〒606-8507 京都府京都市左京区聖護院川原町53　京都大学大学院医学研究科人間健康科学系専攻先端リハビリテーション科学コース先端作業療法学講座脳機能リハビリテーション分野，准教授／同大学医学部附属病院緩和医療科，准教授
[*2] Azumi ONITSUKA，同大学大学院医学研究科人間健康科学系専攻先端リハビリテーション科学コース先端作業療法学講座脳機能リハビリテーション分野，大学院生
[*3] Shoko HARA，同

表 1. COPD, がん, 心臓病, CKD の
療養形態別患者数(2020 年)

	療養形態別患者数(単位:千人)	
	入院	外来
COPD	6.4	15.6
がん	112.9	182.2
心臓病 (高血圧性以外)	58.4	129.6
CKD	23.3	124.5

認知機能障害による影響

1. 日本における患者推計と療養場所

COPD, がん, 心臓病, CKD の患者数と療養形態について**表 1** に示す[1].

多くの慢性疾患患者は,自宅をはじめとする病院外での療養生活を送っている.そのため,患者は長期治療において必要とされる様々な管理を自身で行う必要がある.つまり,良好な日常生活を送るうえで患者自身のセルフマネジメントやアドヒアランスが非常に重要になってくる.

2. 慢性疾患に求められるセルフマネジメント

セルフマネジメント[2]とは,患者が病気と共存しながら生活を送るうえで必要となる日々の務めのことであり,① 治療や病気に応じた療養生活を適切に続けること,② 日常の活動や役割を保つこと,③ 治療や療養により生じる様々な感情と付き合うことが含まれる.

セルフマネジメントを遂行するうえで必要な能力としては,少なくとも以下の5つの要素が挙げられている.

① 問題解決:問題や課題の状況を認識し解決,実行,評価するプロセス
② 意思決定:適切な情報に基づき,日々の状態変化に合わせて様々な行動を決定すること
③ 資源の活用
④ 患者と医療者のパートナーシップを形成すること
⑤ 実際に行動すること

3. セルフマネジメント/アドヒアランスにおける課題

慢性疾患の療養におけるセルフマネジメントでは,健康時にはあまり意識してこなかった日常生活上の様々な活動(食事や飲水の内容や摂取量,活動量,睡眠など)について,強く意識して取り組むことが求められる.セルフマネジメントの順守不良は症状の悪化につながることから,安定した日常生活を送るためには確実な順守が必要である.この中で特に重要なことの1つとして服薬アドヒアランスが挙げられる.アドヒアランスとは病気に対する治療方法について患者が十分に理解し,服用方法や薬の種類について十分に納得したうえで実施,継続することを意味する.慢性疾患の服薬アドヒアランスを調査した報告では,特に吸入器操作を必要とする COPD 患者の服薬アドヒアランスが最も不良であることが示されている[3].

各疾患のアドヒアランス不良の要因についてまとめたものを**表 2** に示す.

セルフマネジメント,服薬アドヒアランス不良に関連する要因として,ヘルスリテラシーや自己効力感の低さといった患者要因や社会的支援の不足といった構造的要因のほかに,認知機能障害の存在がほぼ共通して挙げられている.

各疾患における認知機能障害

1. COPD

COPD 患者は健常者と比較して有意に認知症および軽度認知障害(mild cognitive impairment;MCI)を呈するリスクを持つ[8].その原因としては特に低酸素血症が挙げられ,他の要因としては高炭酸ガス血症/喫煙/炎症/血管性疾患/睡眠障害/身体活動性の欠如/うつ病などが想定されている[9].

影響を受ける認知機能領域としては,主に記憶,遂行機能,注意機能が報告されている[10].これらの機能障害は吸入器が適切に使用できない原因の一因となるが,患者が自覚していることは少

表 2. 各疾患におけるアドヒアランス不良の要因[4]~[7]

	患者要因	病態／治療要因	構造的要因
COPD	ヘルスリテラシーの低さ モチベーションの欠如 自己効力感の低さ 認知機能障害 物忘れ	罹患，治療期間 処方の複雑さ 症状の頻度と重症度 副作用 頻回な治療法の変更 治療効果	社会的支援の不足 医療者とのコミュニケーションの質の低さ ケアの中断 待ち時間の長さ
がん	ヘルスリテラシーの低さ QOL の低さ 自己効力感の低さ 妊孕性への懸念	副作用 服薬量の多さ	患者と医療者のコミュニケーションの質の低さ 家族や友人による支援の乏しさ 保険未加入 ケアの中断 経済的理由
心臓病	喫煙 ヘルスリテラシーの低さ 自己効力感の低さ 抑うつ 不安 認知機能障害 睡眠の質	処方の複雑さ 併存疾患の多さ 心臓病の診断歴 心臓病の重症度	低収入 社会的支援の不足 未婚 保険未加入 経済的理由
CKD	認知機能障害 ヘルスリテラシーの低さ	処方の複雑さ	社会的支援の不足 経済的理由

ない．COPD 患者を対象とした服薬に関する調査では，40～60％が服用計画に基づく内服を順守できていると回答したものの，実際に患者が定量吸入器を使用する場面を医療者が評価すると，重要な手順をすべて正しく実行できていたのはわずか 10 人に 1 人であったとの報告がある[11]．

COPD には呼吸リハビリテーションが広く適用されている．GOLD（Global Initiative for Chronic Obstructive Lung Disease）の 2023 年版レポート[12]には呼吸リハビリテーションは患者の呼吸困難感や健康状態，運動の耐久性を改善し，退院後の患者の再増悪を予防し，抑うつや不安にも効果があると示されている．一方，認知機能障害に関する内容は今のところ記載されていない．ただし研究報告では，呼吸リハビリテーションは認知機能障害が存在しても効果を発揮するものの，運動の耐久性が上がりにくく[13]，リハビリテーションを中断してしまう傾向があるとされており[14]，今後は認知機能障害にも注意しながらリハビリテーションプログラムを検討する必要があると考えられる．

2．が ん

がん患者に認められる認知機能障害は総称して"cancer related cognitive impairment（CRCI）"と呼ばれている．治療経過中の患者の 75％に認められるとの報告もあり，このうち 35％は治療終了後も数か月～数年にわたり症状が継続すること，また，がん治療を受ける前からも約 30％に認められるとの報告がある[15]．認知機能の低下の原因としては，血液循環中の炎症性サイトカインの上昇／ホルモンの変化／海馬での神経新生の阻害／酸化ストレス[16]などの影響が想定されている．また，これらの要因に加え個別性の要因（年齢や遺伝的要因など），臨床的要因（治療の種類，合併症や併存症など）が複合的に関与すると考えられている．特に化学療法，放射線療法，ホルモン療法は認知機能低下と密に関連がある[16]．

CRCI においても，注意機能や遂行機能，ワーキングメモリーなどの前頭葉機能の障害が目立って現れやすい[17]．詳細な認知機能検査では軽度（～中等度）の障害レベルを示すことが多く，簡易な認知機能スクリーニング検査では拾い上げるこ

とが難しいと考えられている[16].

「がんのリハビリテーション診療ガイドライン第2版」[18]で注目したいのは，乳がん患者の認知機能障害に対する認知機能訓練が「推奨グレード：2B，エビデンスレベル：中」で示されていることである．化学療法・放射線療法に加えホルモン療法を併用する乳がん患者では認知機能障害の報告が多いが，近年乳がん以外のがん種でも報告は増えてきている．今後はがん種を問わず認知機能にも注意を向けていく必要がある．

3．心臓病

心不全などの心臓病における認知機能障害と認知症の全体的な有病率はそれぞれ41.4%，19.8%と報告され，そのリスクは年齢に比例して増加する[19]．加えて，心臓病と診断された患者はMCIを発症しやすく，特に非健忘型MCI(non amnesic MCI)の発症リスクと関連していると報告されている[20]．心臓病における認知機能低下の要因としては，脳の灰白質の萎縮／脳の血液灌流量の低下が挙げられる．心不全患者における認知機能の低下の予測因子としては，身体機能の低下／高血圧／貧血やCKD/BMIや腹囲の増加／心房細動／BNP(心不全バイオマーカー)／LVEF(左室駆出率)と多岐にわたる[21]．

心臓病の認知機能低下の特徴として多く報告されているのは言語性記憶や情報処理速度，ワーキングメモリーの障害で，注意機能障害，空間認知および構成障害も認めることがある[22]．

「2021改訂版 心血管疾患におけるリハビリテーションに関するガイドライン」(2021)[23]には不安や抑うつなどの精神機能障害の記載はあるが，認知機能障害についての記載は今のところない．ガイドラインに推奨事項I〜IIaで記載されているレジスタンストレーニングや有酸素運動は，遂行機能や記憶力，ワーキングメモリーの回復に有意な効果を発揮するとされているが[24]，実際に心臓リハビリテーションと認知機能回復の効果を調べた研究では，運動ベースの心臓リハビリテーションのみでは，全般性認知機能の回復を認

めるものの言語性記憶や遂行機能など個別の認知機能に及ぼす影響は不明瞭[25]とされており，認知機能へのアプローチを考える場合にはさらなる検討が必要と考えられる．

4．CKD

認知機能障害の有病率は10〜40%で，糸球体ろ過率の低下とアルブミン尿の存在が認知機能障害の発症に関連している．代謝障害／うつ病／睡眠障害／貧血／多剤併用も影響が指摘されているが，心臓病や不整脈などの血管性疾患がこれらの関連の根底にある主な病理である可能性が高い[26]．そのためCKDにおける血管性疾患の危険因子(脂質異常症／高血圧／高血糖)を管理することで，認知機能の保持に効果をもたらすとも考えられている．

透析患者では非透析患者より認知機能障害が出現しやすいとの報告が多い．特に血液透析(hemodialysis；HD)患者は腹膜透析(peritoneal dialysis；PD)患者より認知機能障害を認めやすく[27]，遂行機能と記憶力が障害されやすいことが報告されている[28]．また，腎移植前後の比較では，移植後に認知機能の向上を認めることが多いとされている[29]．

2018年に「腎臓リハビリテーションガイドライン」[30]が制定され，近年日本でも腎臓病に対するリハビリテーションが実施されている．内容は運動療法を基本とし，サルコペニア／フレイルの予防や改善，日常生活動作(activity of daily living；ADL)や生活の質(quality of life；QOL)の改善，心血管疾患の予防による生命予後改善が目標であり，認知機能障害については今のところ述べられていない．しかし腎臓リハビリテーションが末期腎不全患者の遂行機能や記憶力の改善に寄与しているとの報告[31]はあり，今後注目されていくと考えられる．

慢性疾患の認知機能障害をどのように考えるべきか

1．認知機能障害に気づく

我々の臨床経験では，慢性疾患患者は日常で何

らかの支障を感じていても，認知機能障害が影響していると考えることは稀である．また，「現在治療中の疾患とは関係はない」，「忙しい医療者に相談すべきことではない」と考え，診察時に相談事項として挙げられることも多くはない．たとえ診察時に相談として挙がってきたとしても，医療者側の知識（慢性疾患の認知機能障害について）が十分ではないこと[32]，患者の訴え（主観的評価）と医療者からの客観的な印象や認知機能評価の程度に差が見られやすいことなどから，あまり深く取り扱われないこともある．家族や身近な周囲の人からも気付かれにくく，手段的日常生活動作（instrumental ADL：IADL）の問題も理解されにくい．このような問題から認知機能障害を抱える慢性疾患患者は，日常生活がうまく回らない苦悩を1人で抱え込み，不安や抑うつなど心理的問題につながりやすい[16]．

医療者が取り組めることとしては，患者が困っていることを自発的に相談しやすい環境を整えるとともに，日常生活上の支障について認知機能障害による影響も含めて丁寧に尋ねていくことである．

2．認知機能障害を正しく評価する

慢性疾患患者のリハビリテーションを受け持つ際は，認知機能の「初期評価」と「定期的なフォロー」を行うことが理想である．少なくとも初期評価は可能な限り行っておくことが望ましくのちの評価の基準となる．ここでは，客観的評価と主観的評価についてよく用いられる方法を紹介する．客観的評価では，複雑な認知機能検査を行うことでより多くの情報が得られるが，時間もかかり患者負担も大きい．そのため，簡易な方法として mini mental state examination（MMSE）や montreal cognitive assessment（MoCA）がまず用いられることが多い．このうち，MoCA は，視空間，遂行機能への配点が多いこと，MMSE にはない遂行機能が評価されていること，注意機能について3つのテストで評価されること，MMSE よりやや難易度が高いことなどから，慢性疾患に共通

して認められる前頭葉機能障害の評価により有用と考えられる．その他には trail making test-A/B，ウェクスラー記憶検査（WMS™-R）下位項目の論理的記憶や数唱課題，ウェクスラー成人知能検査（WAIS™）下位項目のワーキングメモリーや処理速度課題などが考えられる．筆頭筆者を含む研究グループは，COPD 患者の認知機能をスクリーニングできるツールとしてタッチパネル端末をこれまでに検討し，ワーキングメモリーや遂行機能，注意機能の検出に有用であることを報告しているが[33]，COPD に限らず，他の慢性疾患における認知機能障害の評価にも応用できる可能性がある．

一方，主観的認知機能評価としてがんについては，Functional Assessment of Cancer Therapy-Cognitive Function（FACT-Cog）が代表的に用いられることが多く，日本語版も検証されている[34]．ただし，他の慢性疾患患者に対する主観的評価法として一貫したものはないため，前述の通り，日常生活面における支障の聞き取りに注力しその背景に認知機能障害が影響しているかどうかを吟味していくことが重要である．

3．認知機能障害を有する患者を支援する

慢性疾患患者の症状増悪を防ぎ安定して過ごすことができるように，セルフマネジメントへの支援が重要である．認知機能障害が見られた場合，COPD では入院期間や死亡率とも関連が示されている[35]ほか，生活の質の低下や家族など介護者への依存度の上昇，苦痛が増すことにつながる[36]．また，医療者からのサポートが受けられる入院環境では認知機能障害とそれに伴うセルフマネジメント力の低下が露呈しにくく，退院後，家事に従事したり，復職，復学場面など，より高度な対応能力が必要となった際にはじめて気づかれることがある．慢性疾患患者に対しては，認知機能障害も含めた支援を急性期から慢性期の自宅療養に至るまで一貫して行う必要があり，医療者の連携と情報共有が重要である．リハビリテーション職は率先してこの役割を担い，訓練や代償戦略の提

案，助言など生活に沿った支援を行っていくべきと考える．

まとめ

慢性疾患のうち，COPD，がん，心臓病，CKDに関する認知機能障害とその影響，リハビリテーション職の担うべき役割について概説した．慢性疾患の認知機能障害については，まずその特徴を理解し，介入時から認知機能障害のサインにも注意を払って関わることが重要である．認知機能障害による支障は，検査よりも実際の生活の中で浮き彫りになる傾向が強いため，日常生活における問題の丁寧な聞き取りを心がけたい．そしてこのような患者の状況把握には，ADL・IADLに関わるリハビリテーション職が果たす役割は大きい．チーム医療の一員として，認知機能を含めた機能障害への気づきと評価，支援での活躍が期待されている．

文 献

1) 厚生労働省．「5傷病分類別の総患者数」．令和2年（2020）患者調査概況．〔https://www.mhlw.go.jp/toukei/saikin/hw/kanja/20/dl/soukanjya.pdf〕（2023年7月20日）
2) Lorig KR, Holman H：Self-management education：history, definition, outcomes, and mechanisms. *Ann Behav Med*, 26(1)：1-7, 2003.
3) Rolnick SJ, et al：Patient characteristics associated with medication adherence. *Clin Med Res*, 11(2)：54-65, 2013.
4) George M：Adherence in Asthma and COPD：New Strategies for an Old Problem. *Respir Care*, 63(6)：818-831, 2018.
5) Lambert LK, et al：Patient-reported factors associated with adherence to adjuvant endocrine therapy after breast cancer：an integrative review. *Breast Cancer Res Treat*, 167：615-633, 2018.
6) 林 亜希子ほか：心不全患者の服薬行動に関する研究の動向と課題：Systematic Reviewからの考察．心臓, 50(2)：152-163, 2018.
7) Owsiany MT, et al：Differential Diagnoses and Clinical Implications of Medication Nonadherence in Older Patients with Chronic Kidney Disease：A Review. *Drugs Aging*, 37(12)：875-884, 2020.
8) Yohannes AM, et al：Cognitive Impairment in Chronic Obstructive Pulmonary Disease and Chronic Heart Failure：A Systematic Review and Meta-analysis of Observational Studies. *J Am Med Dir Assoc*, 18(5)：451.e1-451.e11, 2017.
Summary 心臓病とCOPDにおける認知機能障害についてのシステマティックレビューとメタアナリシスである．病態についても触れられている．
9) Ouellette DR, Lavoie K：Recognition, diagnosis, and treatment of cognitive and psychiatric disorders in patients with COPD. *Int J Chron Obstruct Pulmon Dis*, 12：639-650, 2017.
10) Wang T, et al：Influencing Factors and Exercise Intervention of Cognitive Impairment in Elderly Patients with Chronic Obstructive Pulmonary Disease. *Clin Interv Aging*, 15：557-566, 2020.
11) Restrepo RD, et al：Medication adherence issues in patients treated for COPD. *Int J Chron Obstruct Pulmon Dis*, 3(3)：371-384, 2008.
12) Global Initiative for Chronic Obstructive Lung Disease：Global Strategy for Prevention, Diagnosis and Managements of Chronic Obstructive Pulmonary Disease（2023 report）.
13) Andrianopoulos V, et al：Benefits of pulmonary rehabilitation in COPD patients with mild cognitive impairment-A pilot study. *Respir Med*, 185：106478, 2021.
14) Cleutjens FAHM, et al：The Impact of Cognitive Impairment on Efficacy of Pulmonary Rehabilitation in Patients With COPD. *J Am Med Dir Assoc*, 18(5)：420-426, 2017.
15) Janelsins MC, et al：An update on cancer- and chemotherapy-related cognitive dysfunction：current status. *Semin Oncol*, 38(3)：431-438, 2011.
16) 谷向 仁：がん患者に認められる様々な認知機能障害—これまでの知見と今後の課題—．精神誌, 117(8)：585-600, 2015.
Summary がんやその治療に伴う認知機能障害について，想定される機序や症状の特徴，対応方法などについて詳細に解説された総説である．
17) 谷向 仁：がんと認知機能障害 気づく，評価す

る，支援する，2-8，中外医学社，2020.

18）日本リハビリテーション医学会 がんのリハビリ
テーション診療ガイドライン改訂委員会編，が
んのリハビリテーション診療ガイドライン 第2
版，金原出版，2019.

19）Yap NLX, et al：Prevalence and incidence of
cognitive impairment and dementia in heart fail-
ure—A systematic review, meta-analysis and
meta-regression. *Hellenic J Cardiol*, **67**：48-58,
2022.

20）Roberts RO, et al：Cardiac disease associated
with increased risk of nonamnestic cognitive
impairment：stronger effect on women. *JAMA
Neurol*, **70**(3)：374-382, 2013.

21）Alagiakrishnan K, et al：Cognitive decline in
heart failure. *Heart Fail Rev*, **21**(6)：661-673,
2016.

22）Toledo C, et al：Neurocognitive Disorders in
Heart Failure：Novel Pathophysiological Mecha-
nisms Underpinning Memory Loss and Learning
Impairment. *Mol Neurobiol*, **56**(12)：8035-8051,
2019.

23）日本循環器学会／日本心臓リハビリテーション
学会：2021年改訂版 心血管疾患におけるリハビ
リテーションに関するガイドライン，日本循環器
学会，日本心臓リハビリテーション学会，2021.
〔https://www.jacr.jp/cms/wp-content/uploads/
2015/04/JCS2021_Makita2.pdf〕(参照 2023-9-21)

24）Northey JM, et al：Exercise interventions for
cognitive function in adults older than 50：a sys-
tematic review with meta-analysis. *Br J Sports
Med*, **52**(3)：154-160, 2018.

25）Taylor JL：Exercise and the brain in cardiovas-
cular disease：A narrative review. *Heart and
Mind*, **7**(1)：5-12, 2023.

26）Drew DA, et al：Cognitive Impairment in CKD：
Pathophysiology, Management, and Prevention.
Am J Kidney Dis, **74**(6)：782-790, 2019.
 Summary CKDにおける認知機能障害について，
 病態や症状，評価法などの概要がまとめられた総
 説である．

27）Tian X, et al：The comparison of cognitive func-
tion and risk of dementia in CKD patients under
peritoneal dialysis and hemodialysis：A
PRISMA-compliant systematic review and
meta-analysis. *Medicine*(*Baltimore*), **98**(6)：
e14390, 2019.

28）Tiffin-Richards FE, et al：The Montreal Cogni-
tive Assessment(MoCA)-a sensitive screening
instrument for detecting cognitive impairment
in chronic hemodialysis patients. *PLoS One*, **9**
(10)：e106700, 2014.

29）Chu NM, et al：Frailty and Changes in Cognitive
Function after Kidney Transplantation. *J Am
Soc Nephrol*, **30**(2)：336-345, 2019.

30）日本腎臓リハビリテーション学会編，腎臓リハビ
リテーションガイドライン，南江堂，2018.

31）Chu NM, McAdams-DeMarco MA：Exercise
and cognitive function in patients with end-
stage kidney disease. *Semin Dial*, **32**(4)：283-
290, 2019.

32）谷向 仁：がんに伴う認知機能障害の認識の向上
のための啓発活動．地域啓発活動助成活動報告
書，笹川記念保健協力財団，2018.

33）Ogawa M, et al：Preliminary study of assessing
cognitive impairment in older patients with
chronic obstructive pulmonary disease by using
a cognitive functional assessment tool via a
touchscreen personal computer. *Multidiscip
Respir Med*, **18**：892, 2023.

34）Miyashita M, et al：Validation of the Japanese
Version of the Functional Assessment of Cancer
Therapy-Cognitive Function Version3. *J Pain
Symptom Manage*, **59**(1)：139-146, 2020.

35）Chang SS, et al：Effect of coexisting chronic
obstructive pulmonary disease and cognitive
impairment on health outcomes in older adults.
J Am Geriatr Soc, **60**(10)：1839-1846, 2012.

36）Andrianopoulos V, et al：Cognitive impairment
in COPD：should cognitive evaluation be part of
respiratory assessment? *Breathe*(*Sheff*), **13**(1)：
e1-e9, 2017.

MB Med Reha **No.297**：**34-41**, 2024

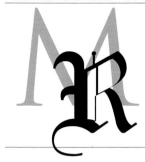

特集／リハビリテーション医療の現場で知っておきたい精神科関連の実践的知識

身体症状症

笠原　諭*¹　丹羽真一*²

　　Abstract　　従来，医学的に説明できない不定愁訴は総体として「身体表現性障害」と呼ばれてきたが，2013 年に改訂された DSM-5® では，「身体症状症および関連症候群」として再構成された．その中の中核的な下位分類である「身体症状症（疼痛が主症状のもの）」では，身体症状が「医学的に説明できる」ものか否かは問われず，また「心理的要因が身体症状の発症や持続に重要な役割を果たしている」という項目も削除され，あくまで身体症状に対する「思考や感情，行動」が過度か否かによって，その診断を評価することになった．「身体症状症（疼痛が主症状のもの）」患者の診療では，患者ごとに治療反応の期待できる心理社会的アプローチを判定する尺度の MPI と，発達障害の ADHD スクリーニング，そして患者自らの発言によって行動変容を促す動機づけ面接が重要である．

　　Key words　　身体症状症（somatic symptom disorder），慢性疼痛（chronic pain），MPI（multidimensional pain inventory），ADHD（attention deficit hyperactivity disorder），動機づけ面接（motivational interviewing；MI）

身体症状症とは

1．「身体表現性障害」から「身体症状症」へ

　従来，医学的に説明できない愁訴（疼痛，倦怠感，発熱，しびれ，眩暈，呼吸苦，吐き気など）は medically unexplained symptoms（MUS）とされ，我が国では「不定愁訴」と呼び習わされてきた．しかし「精神疾患の診断・統計マニュアル 第 3 版」（Diagnostic and Statistical Manual of Mental Disorders, Third Edition DSM-3）（1980）に「身体表現性障害」という分類が出現してからは，「不定愁訴」という表現は減少し，「身体表現性障害」が MUS を代表する表現となってきた．以後，「精神疾患の診断・統計マニュアル 第 4 版」（DSM-4-TR）（2000）まで，身体の症状を訴えるもののそれを説明できるだけの身体疾患のない病態が，総体

として「身体表現性障害」と呼ばれることとなった．しかしその後，2013 年に DSM-4-TR が DSM-5®（2013）に改訂されると，「身体表現性障害」というカテゴリーは，「身体症状症および関連症候群」カテゴリーとして再構成された（それぞれの下位分類の変更については**表 1** を参照）¹⁾．「身体症状症および関連症候群」の下位分類である「身体症状症」は，以前の身体表現性障害の下位分類の「身体化障害」と「疼痛性障害」に相当する疾患であり，前者と後二者は『苦痛を伴う，日常生活に支障をきたす，持続する身体症状を有する』という点では共通しているものの，実はかなり異なる疾患概念となった．しかし，精神科医の間でも，未だに身体表現性障害の概念が根強く残り，DSM-5®「身体症状症」の診断に DSM-4「身体表現性障害」の基準を用いていることが少なからずあることも

*¹ Satoshi KASAHARA，〒 113-8655　東京都文京区本郷 7-3-1　東京大学医学部附属病院麻酔科・痛みセンター，特任臨床医／福島県立医科大学疼痛医学講座，特任准教授
*² Shinichi NIWA，福島県立医科大学会津医療センター精神医学講座，名誉教授

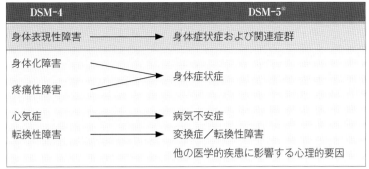

表 1. 身体症状症の疾患名の変遷

DSM-4	DSM-5®
身体表現性障害 ──────→	身体症状症および関連症群
身体化障害 ⟍	
疼痛性障害 ⟋	身体症状症
心気症 ──────→	病気不安症
転換性障害 ──────→	変換症／転換性障害
	他の医学的疾患に影響する心理的要因

DSM : Diagnostic and Statistical Manual of Mental Disorders

指摘されている(某精神科専門誌の「身体症状症」特集号においても,身体症状症を DSM-4-TR の基準と混合して解説をする専門家の論文が複数あった)[2].

本稿では,「身体症状症および関連症候群」カテゴリーの中核となる下位分類であり,また不定愁訴の中でも最も多いとされる“痛み”[3]を主訴とする「身体症状症(疼痛が主症状のもの)」について,その診断特徴の理解と,診療での対応方法について実践的な解説を行う.

2. 身体症状症の診断基準

身体症状症の診断は,以下の DSM-5® の診断基準を用いて行う[1].

基準 A:1つまたはそれ以上の苦痛を伴う,または日常生活に意味のある混乱を引き起こす身体症状.

基準 B:身体症状,またはそれに伴う健康への懸念に関連した過度な思考,感情,または行動で,以下のうち少なくとも1つによって顕在化する.

① 自分の症状の深刻さについての不釣り合いかつ持続する思考.

② 健康または症状についての持続する強い不安.

③ これらの症状または健康への懸念に費やされる過度の時間と労力.

基準 C:身体症状はどれ1つとして持続的に存在していないかもしれないが,症状のある状態は持続している(典型的には6か月以上).

▶該当すれば特定せよ

疼痛が主症状のもの(従来の疼痛性障害):この特定用語は身体症状が主に痛みである人についてである.

▶該当すれば特定せよ

持続性:持続的な経過が,重篤な症状,著しい機能障害,および長期にわたる持続期間(6か月以上)によって特徴づけられる.

▶該当すれば特定せよ

軽　度:基準 B のうち1つのみを満たす.

中等度:基準 B のうち2つ以上を満たす.

重　度:基準 B のうち2つ以上を満たし,かつ複数の身体愁訴(または1つの非常に重度な身体症状)が存在する.

3.「身体表現性障害」と「身体症状症」の違い

身体表現性障害と DSM-5® の身体症状症の違いは,まず MUS の定義である「医学的に説明できない症状」という概念の除外である.ある症状が医学的に説明可能であるかどうかの精査の水準は,施設の専門性によっても大きく異なり,また「医学的に説明できない」という消去法的項目自体が,科学的診断基準にふさわしくないと判断されたためである[4].さらに,医学的な原因を明らかにすることができていないという理由で精神疾患の診断をつけるのも適切ではない[1].

そこで DSM-5® の身体症状症では,患者の訴える身体症状が「医学的に説明できる」ものか,「医学的に説明できない」ものかを問わず,身体症状に対する「思考や感情,行動」が病的な水準に達しているかどうかによって,その診断を評価する.そのため,患者の訴える身体症状が線維筋痛症であっても,コロナウイルス感染症であっても,そ

れに対する「思考や感情，行動」が過度であると判断されれば，身体症状症の診断が候補として挙がることになる．逆に，線維筋痛症の症状があっても，それに対する「思考や感情，行動」が過度でなければ，身体症状症とは考えない．ここが，身体症状を理解するうえで最も重要なポイントである．

次に，身体症状症の診断基準では，身体表現性障害にはあった「心理的要因が，疼痛の発症，重症度，悪化，または持続に重要な役割を果たしていると判断される」という項目が削除された．つまりこれは，MUSを引き起こす病態としての“心因”や“身体化”という概念の除外である．身体化とは，心理的な因子（ストレスや心的葛藤）が背景にあって起こる身体症状を指し，身体表現性障害において身体化は根幹をなす概念であった．しかし，これが患者に，「身体症状はすべて精神的な要因だけで発生している」，「妄想である」ということを意味しているように感じさせ，治療関係を悪化させる要因になってきた．そもそも臨床上，心理的要因が痛みに影響するという現象を経験することはあるが，それは長い治療経過の中で少しずつ見えてくることも少なくはなく，この項目が操作的診断という枠組みには適さないことも指摘されている[5]．またこの項目の削除は，DSMの診断基準が，病因論を排するという姿勢を重視してきているためでもある．

整理すると，身体症状症とは，身体症状の身体要因にも心理的要因にも触れずに，疾患固有の特徴（思考，感情，行動）を明確にすることで下される診断名なのである[4]．

4．「身体症状症」という診断の利点と課題

まず，病名について「身体表現性」と言うと，“身体化”と同様，どうしても患者・治療者の双方から否定的なニュアンスで受け止められがちになる．一方，身体症状に対する不安が病的な域まで至っている「身体症状症」という診断名とその説明は，価値判断を挟まない中立的な響きを持つようにもなるため，患者との治療関係を損ないにくいという臨床上の利点があり得る[6]．

また従来，身体表現性障害（疼痛性障害）疑いの患者が精神科に紹介された場合，精神科医の側からすると患者の訴えが医学的に身体疾患で説明が可能かどうかの判断ができず，また，痛みには何らかの身体的要因があるはずだという考えから，患者には「まずは身体科で痛みを取ってから，精神的な問題について相談しに来てください」と説明され診療連携が進まないことがしばしばあった．しかし，身体症状症の診断では，患者の訴える身体症状が医学的に説明できるか否かは問われないため，身体症状に対する思考や感情，行動が過度である場合，それは精神科医が連携して対応すべき精神症状となる．そのため，身体症状症という診断を用いることには，患者との治療関係を悪化させないことに加え，精神科医との連携を促進することが期待できる．

身体症状症が包含する課題として，その診断の肝となる痛みへの思考や感情，行動が「過度」であるかどうかには具体的な基準がなく，どの程度で線引きすべきかが医師の主観で決められてしまうという重大な問題がある．そして「この程度の身体症状なら，この程度の思考や不安は了解可能」と，単純にはいかず，患者の背景（生活史，現病歴，治療歴，家族歴，家族背景，精神科併存症など）によって，患者の思考や不安は変わってくると考えるのが妥当であり，総合的な判断が求められる[7]．（ただし身体症状症の基準B項目のうち，① 思考と ② 感情については痛みに対する破局的認知（「痛みが消えるかどうか，ずっと気にしている」「痛みは恐ろしく，痛みに圧倒されると思う」など）を測定する尺度である pain catastrophizing scale を参考にして判断する方法も提案されている[5]．）

さらに，身体症状症の患者は，通常まず初めに身体科を受診することが多いため，身体症状に対する患者の思考や感情，行動が異常であるか否かの難しい判断を身体科医師がすることになる．その結果，身体症状症の誤診や過剰診断につながる可能性がある．身体症状症という病名が拡大する

ことにより，痛みを訴える患者が精神科疾患であると短絡的に判断され，治療者の思考がストップして，本当は必要な身体的検査や治療を受けることが難しくなる可能性がある．また，既往症に身体症状症という診断があることで，その後の身体的治療にも大きなバイアスがかかり得るリスクも指摘されている[5]．

治療反応性予測に基づいた心理社会的アプローチ

1．MPI による分類

身体症状症では病因としての心理的要因を診断の条件からは削除したが，心理・社会的ストレスや，疾病利得のような社会的強化要因が「危険要因と予後要因」として関連していることは DSM-5® の解説に記されている[1]．これはつまり，痛み行動を介した社会（家族・医療者などの重要他者）との関わり方が，身体症状症のリスクや予後に大きく影響することを示している．

また，身体症状症（疼痛が主症状のもの）と診断がつくような慢性疼痛患者は，標準的な治療に対して異なる反応性を示す 3 つのサブグループ（後述）に分類できることが知られており，multidimensional pain inventory（MPI）という自記式尺度（全 61 問）を用いることで，個々の患者のタイプを判定できる[8)9)]．MPI の分類を用いることで，各患者に効果の得られやすい心理社会的アプローチを予測できるため，MPI はすべての慢性疼痛患者の包括的評価の 1 つとして採用されるべきとされている[10]．

2．MPI の各タイプへの対応法

MPI の 3 つのサブグループには，痛みや痛み行動の程度が強く，機能障害が重篤で，家族から保護的環境が提供されやすい「dysfunctional；DYS」（過保護型）と，痛みや機能障害は DYS に類似するが，家族からの援助レベルが低く他者から叱責されやすい「interpersonally distressed；ID」（対人関係苦悩型），疼痛レベルは低く，情動的な苦痛や生活面での機能障害もあまり大きくない「adaptive coper；AC」（適応対処型（DYS 型や ID 型の要

素はあるが程度は軽い型））がある．DYS 型にはオペラント行動療法（できるだけ受け身の治療を排し，家族などの協力も得て，痛みのために中止していた健康行動を再開して増やし，痛み行動を置き換える），ID 型にはアサーショントレーニングやサポート資源の確保（「no」と言う練習をさせて他者の叱責から身を守り，支援してくれる協力者を見つけるよう促す），AC 型には健康的活動を促す指導で治療効果が得られやすいと考えられている[11]．実践の詳細は文献 9，11 を参照されたい（ただし，MPI のサブグループ判定には専用のソフトウェアが必要であるため[8]，厳密な判定にこだわるよりは，痛み患者には大きく 2 つのタイプである過保護型と対人関係苦悩型があることを認識し，**表 2** の MPI セクション 2 の 14 問への回答を定性的に評価して，各患者それぞれの型を想定した指導を行うことが実践的であると考える）．

高頻度で併存する ADHD についての理解

1．身体症状症と ADHD

DSM-5® の身体症状症の解説には，「あまりに身体症状への懸念に目が向きすぎているために，考えを他のことに向け直すことができない」という，身体症状への（注意の）焦点づけが障害の主要な特徴であると述べられている[1]．これは，身体症状への過剰な注意を向けすぎて，他の事象に注意を切り替えられない，つまり注意力の障害であるとも解釈できる．

近年，この痛み患者の注意力の障害が，発達障害の ADHD の不注意症状と関連することが注目されている．ADHD は神経発達障害の 1 つで，注意欠如，多動性 and/or 衝動性によって特徴づけられ，幼少期から成人期に至るまで比較的長期間持続し，日常生活の様々な場面で機能障害を引き起こす．ADHD は脳内ドパミン系やノルアドレナリン系に機能障害があることが知られており，サブカテゴリーとして不注意優勢型（のび太型），多動・衝動優勢型（ジャイアン型），混合型があり各々のタイプで表現型が大きく異なる[12]．

表 2. MPI 日本語版のセクション 2

| あなたが痛みを感じている時に，あなたに対して配偶者(大切な人)がする反応の頻度を選んでください. |

1. あなたを無視する.
| 0 | 1 | 2 | 3 | 4 | 5 | 6 |
けっしてしない　　　　　　　　　　　　　　　　　　　　　　　　　　　　　　　　　とても頻繁

2. 何かできることはないかと聞いてくれる.
| 0 | 1 | 2 | 3 | 4 | 5 | 6 |
けっしてしない　　　　　　　　　　　　　　　　　　　　　　　　　　　　　　　　　とても頻繁

3. 本などを読んでくれる.
| 0 | 1 | 2 | 3 | 4 | 5 | 6 |
けっしてしない　　　　　　　　　　　　　　　　　　　　　　　　　　　　　　　　　とても頻繁

4. あなたに対してイライラする.
| 0 | 1 | 2 | 3 | 4 | 5 | 6 |
けっしてしない　　　　　　　　　　　　　　　　　　　　　　　　　　　　　　　　　とても頻繁

5. あなたの仕事や義務を代わってくれる.
| 0 | 1 | 2 | 3 | 4 | 5 | 6 |
けっしてしない　　　　　　　　　　　　　　　　　　　　　　　　　　　　　　　　　とても頻繁

6. 痛みからあなたの気を紛らせるために何か他のことについて話してくれる.
| 0 | 1 | 2 | 3 | 4 | 5 | 6 |
けっしてしない　　　　　　　　　　　　　　　　　　　　　　　　　　　　　　　　　とても頻繁

7. あなたに対して欲求不満を感じる.
| 0 | 1 | 2 | 3 | 4 | 5 | 6 |
けっしてしない　　　　　　　　　　　　　　　　　　　　　　　　　　　　　　　　　とても頻繁

8. あなたを休ませようとする.
| 0 | 1 | 2 | 3 | 4 | 5 | 6 |
けっしてしない　　　　　　　　　　　　　　　　　　　　　　　　　　　　　　　　　とても頻繁

9. 何らかの活動にあなたを参加させようとする.
| 0 | 1 | 2 | 3 | 4 | 5 | 6 |
けっしてしない　　　　　　　　　　　　　　　　　　　　　　　　　　　　　　　　　とても頻繁

10. あなたに対して怒る.
| 0 | 1 | 2 | 3 | 4 | 5 | 6 |
けっしてしない　　　　　　　　　　　　　　　　　　　　　　　　　　　　　　　　　とても頻繁

11. 痛み止めを持って来てくれる.
| 0 | 1 | 2 | 3 | 4 | 5 | 6 |
けっしてしない　　　　　　　　　　　　　　　　　　　　　　　　　　　　　　　　　とても頻繁

12. 趣味に取り組むよう励ましてくれる.
| 0 | 1 | 2 | 3 | 4 | 5 | 6 |
けっしてしない　　　　　　　　　　　　　　　　　　　　　　　　　　　　　　　　　とても頻繁

13. 食べものや飲みものを持って来てくれる.
| 0 | 1 | 2 | 3 | 4 | 5 | 6 |
けっしてしない　　　　　　　　　　　　　　　　　　　　　　　　　　　　　　　　　とても頻繁

14. 痛みから気を紛らわすためにテレビをつけてくれる.
| 0 | 1 | 2 | 3 | 4 | 5 | 6 |
けっしてしない　　　　　　　　　　　　　　　　　　　　　　　　　　　　　　　　　とても頻繁

<採点法>
Punishing Response(ID 型の傾向)：
(Q1＋Q4＋Q7＋Q10)÷4＝3.5 点(Tscore＞60)，4.3 点(Tscore＞65)
Solicitous Response(DYS 型の傾向)：
(Q2＋Q5＋Q8＋Q11＋Q13＋Q14)÷6＝5 点(Tscore＞60)，5.8 点(Tscore＞65)
Distracting Response(AC 型の傾向)：
(Q3＋Q6＋Q9＋Q12)÷4＝3.8 点(Tscore＞60)，4.5 点(Tscore＞65)
(文献 8 より改変引用)

表 3. ADHD 自己記入式症状チェックリスト
（adult ADHD self report scale：ASRS）

下記のすべての質問に答えてください. 質問に答える際は，過去6か月間におけるあなたの感じ方や行動を最もよく表す欄にチェック印を付けてください. 医師に面談する際にこれを持参し，回答結果について相談してください.	全くない	めったにない	時々	頻繁	非常に頻繁
1．物事を行うにあたって，難所は乗り越えたのに，詰めが甘くて仕上げるのが困難だったことが，どのくらいの頻度でありますか.					
2．計画性を要する作業を行う際に，作業を順序立てるのが困難だったことが，どのくらいの頻度でありますか.					
3．約束や，しなければならない用事を忘れたことが，どのくらいの頻度でありますか.					
4．じっくりと考える必要のある課題に取り掛かるのを避けたり，遅らせたりすることが，どのくらいの頻度でありますか.					
5．長時間座っていなければならない時に，手足をそわそわと動かしたり，もぞもぞしたりすることが，どのくらいの頻度でありますか.					
6．まるで何かに駆り立てられるかのように過度に活動的になったり，何かせずにいられなくなることが，どのくらいの頻度でありますか.					

グレーで色付けした回答欄に4つ以上チェックが付いた場合，患者は成人期のADHDに該当する可能性が高い.

先行研究では，難治性の身体症状症（疼痛が主症状のもの）患者153名のうち，111名（72.5%）にADHDの併存が認められ，ADHD治療薬を用いたところ平均の痛みのnumerical rating scaleが3.5点改善したとも報告されている[13]．ADHD治療薬は，痛みの認知・制御にも深く関与するノルアドレナリンやドパミンの神経伝達を改善するため，痛みも改善させ得ると考えられている．さらに注意力障害以外にも，痛み患者の一般的な行動特徴である，ペーシング不良を示す「過活動」や様々な医師の治療を探し求める「行動力」，持続する「強い怒り・癇癪」も，ADHDの多動症状や衝動性症状を反映したものであると考えられている.

2．ADHDへの対応

診療場面で見られやすいADHDの行動特徴を挙げると，注意の集中や持続が困難で，アンケートなどへの回答漏れ，飽きっぽくて職を転々とする，復職や事務手続きなど努力を要する課題の先延ばし，苦手な課題を家族に頼る，話を順序立てられず会話が拡散する，遅刻したり受診日を忘れたりする，整理整頓が苦手でバッグに荷物をパンパンに押し込んでいる，着席していても手や脚をモジモジと動かす，過活動で様々な活動に手を広げ疲弊する，喋り過ぎる，「痛みをすぐに取ってくれ」などと待つことができずリスクのある治療に飛びつく，怒りが抑えられない，他者にお節介を焼き過ぎるなどの症状をきたす.

これらの特徴が顕著に認められる場合，**表3**の成人期のADHD自己記入式症状チェックリスト（adult ADHD self report scale：ASRS）[14]を用いてスクリーニングし，陽性である場合には，ADHD治療薬で身体症状症の症状（「痛み」と過度な「思考・感情・行動」）が改善できる可能性があるため，精神科専門医へのコンサルトも検討する.

動機づけ面接

1．痛みにおける動機づけ面接

一般的に身体症状症（疼痛が主症状のもの）の患者は，心理的要因の関与を認めたがらなかったり，家族や医療者から過保護な対応をされていたりすることもあり，健康行動を増やすことを促す治療者からの助言に抵抗を示すことも少なくない．このような否認・抵抗を示す患者に対して批判，叱責，説得などをせずに，患者の考えや見通し，価値観，前向きな気持ちを引き出し，"患者自らが語る言葉によって"行動変容を促す行動科学的な対話技法に「動機づけ面接」（motivational interviewing；MI）がある．近年は痛み治療でも，

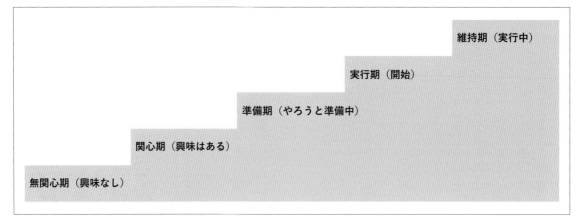

図 1. 行動変容段階モデル

（文献 16 から改変引用）

MI を認知行動療法と組み合わせて実施することで，治療効果をより高められると考えられており必須のスキルである[15].

2. 患者の動機づけ段階の評価と対応

MI を実践するにあたり，患者が自身の行動を変えることにどれだけ準備ができているかを行動変容段階モデル(図 1)で評価することが重要である[16]. このモデルでは，人が何らかの行動を変えていく際に，初めは行動を変える必要性に気づいていない段階(無関心期:興味なし)から，行動を変えようかどうか迷う段階(関心期:興味はある)に進み，行動を変化させる準備ができて(準備期:やろうと準備中)，具体的な変化のための計画を立てて行動を実行し(実行期:開始)，その変化を長期間継続・維持する(維持期:実行中)ように人は変わっていくとする(慢性疼痛患者が行動変容段階モデルのいずれの段階にあるのかを評価するための評価尺度である pain stage of change questionnaire(PSOCQ)日本語版も開発されている[17]).

特に治療に難渋しやすいのが「無関心期」の患者で，彼らは自身の行動を変える必要性を感じておらず，むしろ変化に対して抵抗を示したり文句を言ったりする. 彼らは自分が病気であるという強い信念を持ち，回復のために自分たちが何かをする必要などないと感じ，何らかの変化が起こるには手術や薬での治療をしてもらわなければならな

いと考えがちで，「痛みが悪化してしまう. 運動なんて問題外だ」などと述べる.「関心期」の患者も，治療者の助言に対して「運動しなければいけないのはわかっているのです，でも痛くてできないんです」と「yes-but」の発言をすることが多い.

この無関心期・関心期の患者に対しては医療者が説得しようとすればするほど，患者の抵抗を引き出し行動変容から遠ざけてしまう. MI は主に，無関心期・関心期のような早期の段階にいる「行動を変える準備ができていない」患者を想定して構築されており，この段階にいる患者へのアプローチとして非常に優れたものであるとされている. 関心期・無関心期では，MI の基本スキルである「聞き返し」と，「許可を得た情報提供」を用いて，共感と患者の視点の理解に徹することが重要となる(スキルの詳細は文献 16 を参照). 一方で，準備期以降にある患者に対しては認知行動療法などを含む助言や教育が有効となりやすい.

さいごに

本稿ではリハビリテーションスタッフが頻繁に遭遇し得る身体症状症について，従来の身体表現性障害との違いを示しつつ，その特徴を解説した. そしてその理解を明日からの実践につなげるために，MPI に基づくタイプごとの対応方法，痛み患者に併存することの多い ADHD のスクリーニング法，患者の行動変容につなげるために重要

な動機づけ面接について紹介した．身体症状症診療の最前線に立つリハビリテーション治療者に，本稿の内容が参考になれば幸いある．

文　献

1) American Psychiatric Association：身体症状症および関連症群．日本精神神経学会監，髙橋三郎ほか監訳，DSM-5® 精神疾患の診断・統計マニュアル，305-322，医学書院，2014.

2) 戸田克広：身体症状症と中枢性過敏症候群(あるいは線維筋痛症)．精神科治療，32：1087-1090，2017.

3) 岡田宏基：医学的に説明困難な身体症状―MUS (medically unexplained symptoms)および FSS (functional somatic syndrome)―．精神科治療，32：1059-1065，2017.

4) 野間俊一：DSM-5 によって失われた身体症状症に関連する歴史的概念．精神科治療，32：997-1002，2017.

5) 西原真理：身体症状症，疼痛が主症状のもの(従来の疼痛性障害)．精神科治療，32：1009-1013，2017.

6) 磯村周一，鬼塚俊明：身体症状症の概念．精神科治療，32：991-995，2017.

7) 宮地英雄：身体症状症．精神科治療，32：1003-1007，2017.

8) Kasahara S, et al：Psychometric Properties of the Multidimensional Pain Inventory：Japanese Language Version(MPI-J). *Pain Physician*, 25：E105-E112，2022.

Summary　痛みの包括的な心理社会的要因アセスメント尺度の国際的スタンダードの日本語版．

9) 笠原　諭ほか：慢性疼痛の臨床に必要な心理社会的評価尺度　MPI．最新精神医，22：103-108，2017.

10) Flor H, et al：Chronic Pain：An Integrated Biobehavioral Approach, IASP, 2015.

Summary　日本語翻訳版もあり，慢性の痛みに関わる医療者のバイブル的文献．

11) 笠原　諭ほか：慢性疼痛のオペラント行動療法．ペインクリニック，38：343-352，2017.

12) 司馬理英子：新版 ADHD のび太・ジャイアン症候群，主婦の友社，2008.

13) Kasahara S, et al：Attention-Deficit/Hyperactivity Disorder and Chronic Pain. *Psychosom Med*, 82：346-347, 2020.

14) Kessler RC, et al：Validity of the World Health Organization Adult ADHD Self-Report Scale (ASRS)Screener in a representative sample of health plan members. *Int J Methods Psychiatr Res*, 16：52-65, 2007.

15) 笠原　諭ほか：慢性疼痛に対する，動機付け面接理論と実践．麻酔，69：978-986，2020.

16) 北田雅子，磯村　毅：医療スタッフのための動機づけ面接法　逆引き MI 学習帳，医歯薬出版，2016.

Summary　患者の行動変容を支援する全医療者必読の文献．

17) Adachi T, et al：Japanese cross-cultural validation study of the Pain Stage of Change Questionnaire. *Pain Rep*, 4(2)：e711, 2019.

MB Med Reha **No.297**：42-47, 2024

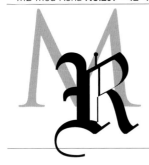

特集／リハビリテーション医療の現場で知っておきたい精神科関連の実践的知識

統合失調症について

大矢　希*

Abstract　統合失調症の方が身体疾患の治療を一般病院で受ける機会は増加している．統合失調症の症状のうち，日常生活における支障が大きいのは，陰性症状および認知機能障害であり，身体疾患治療や入院生活の継続が難しい場面も散見される．こうした際，単に本人の治療意欲や理解力の問題と片付けず，多職種の協議によるアセスメントが，本人の現状の理解につながる．また，疾患に関する知識の習得は，スティグマの軽減につながる．本稿では，統合失調症の臨床症状，治療とリハビリテーション場面で遭遇し得る課題とその背景について概説し，医療従事者の一部に残るスティグマの概念についても紹介する．

Key words　統合失調症（schizophrenia），陰性症状（negative symptoms），認知機能障害（cognitive impairment），スティグマ（stigma）

はじめに

　統合失調症の方，と聞いて，皆さんはどのようなイメージを持っているだろうか．また，統合失調症の方と接する機会はどの程度あるだろうか．精神医療の従事者は日常的に統合失調症の患者と出会う一方で，他の医療従事者であれば接する機会が限られているかもしれないが，統合失調症の方で，精神科の通院に加えて，身体疾患のために他診療科へ通院していることは珍しくない．また，彼らの喫煙率は一般人口と比較して高いほか，統合失調症の治療に用いられる抗精神病薬は脂質異常症や耐糖能異常に関連することがあり，脳血管障害や急性冠症候群を発症するリスクは高い．また，悪性腫瘍などに罹患し，予定手術を受けることも，ごく一般的なことである．

　このような身体疾患で一般病棟へ入院すると，急性期からリハビリテーションに取り組んでいただき，時にリハビリテーション転院をはさんだ後，在宅へ戻ることになる．しかし，リハビリテーションが進まない際には在宅への道が険しくなったり，不十分な身体状態での退院を余儀なくされることもある．また，医療従事者側の想定に比して治療や介入が停滞し，治療者側が困難を感じる場面もあるかもしれない．そうした際，精神科医へ相談をしようと思っても，常勤精神科医が在籍する一般病院は10％程度であるため，現実的な選択肢にならないことも多い．

　そこで本稿では，統合失調症に罹患し，かつ身体的なリハビリテーションを必要とする方への対応をする身体診療に関わる医療従事者を念頭に，臨床症状や治療，想定される困難に対する対処法，スティグマについて概説する．本稿を通して，医療従事者が統合失調症の方に対する理解を深め，統合失調症の方が一定の配慮のもと身体治療を受けることができる環境が拡がる一助になることを期待したい．

* Nozomu OYA，〒 602-8566　京都府京都市上京区河原町通広小路上る梶井町 465　京都府立医科大学大学院医学研究科精神機能病態学，病院助教

臨床症状

統合失調症は，教科書的には幻覚や妄想といった精神病症状を呈する疾患である．有病率は，地域や文化に関わらず1%前後とされてきたが，例えば2019年の報告[1]では，本邦の統合失調症の年齢標準化済み有病率は10万人あたり300.8人とされているなど，以前よりも有病率はやや低くなっていると推定されている．なお，本邦における推計入院患者は約14万人で，精神疾患により入院している患者の過半数を占める．

統合失調症は，アメリカ精神医学会発行のDSM-5[2]で精神病性障害群に分類されている疾患の1つである．DSM-5®では，妄想，幻覚，まとまりのない発語，緊張病性の行動，陰性症状の2つ以上が1か月以上存在し，妄想，幻覚，まとまりのない発語が1つは含まれる，という形となっているが（さらに細かい記載，たとえば除外基準や鑑別に関するコメントが続くが，ここでは省略する），実臨床上は，**陽性症状，陰性症状，認知機能障害**と分類すると理解しやすい．

幻覚や妄想は陽性症状に含まれる．**妄想**は，相反する証拠があっても変わることがない固定した信念で，一般的には「訂正不能なもの」とされる．統合失調症の方には，被害妄想が最も多く，内容としては，ある人・組織・何らかの団体から危害を加えられる，嫌がらせをされるなどである（「某団体が自分に電波を当てている」「隣人が風呂を覗いてくる」など）．また，ある仕草や言葉・周囲のちょっとしたことなどが自分に向けられているという信念（関係妄想），身体や臓器の働きに対する過剰な関心を持つ（身体妄想）などがある．また，自我のゆらぎに関する妄想（自我障害を伴う）が統合失調症に特徴的であり，他者の考えを自身に入れられる（思考吹入），自身の考えが周囲の漏れる（思考伝播），思考を抜き取られる（思考奪取），誰かに操られている（被影響妄想）などがある．

幻覚は，外的刺激がないにも関わらず生じる知覚関連の体験であり，幻視，幻聴，幻嗅，幻触，体感幻覚，幻肢などがある．統合失調症では幻聴が最も多く，正常な知覚と同様の，明瞭な形で聞こえるのが特徴である．幻聴の内容は様々であり，風景音のごとく生活に支障がないものもあれば，複数名が会話をしている，自身に対して（時に自身にとって身近な声で）命令することもあり，身近な知り合いの声で，間近な位置で聞こえる急性期には，実際の声との区別が困難となる．それに対して自身の声で反応した際に，我々は「独語」「空笑」と捉え，「対話性の独語」と評し，「病的体験に支配される」「幻聴に左右される」状態にあると表現する．まとまりのない思考・発語とは，ある話題から別の話題に逸れる（脱線，連合弛緩），質問に対して関係性が少ない（または関係性のない）回答をする，返答内容がほとんど理解不能の状態（滅裂）を指す．会話以外の日常生活場面での行動がまとまらないことも評価指標になる．また，全般的な活動が明らかに低下（反応性が低下）する，すなわち，指示に抵抗する，奇異な態度を取る，発語が全くなくなる，1点を見つめる，しかめっ面をする，といった状態になることもある（緊張病症状）．

陽性症状は急性期に増悪する症状であるが，治療継続により安定期・維持期に移行すると，これらの症状は概ね軽減・消退する．かわって日常生活において支障となるものが，陰性症状および認知機能障害である．

陰性症状の主座は，**情動表出の減少**と**意欲の欠如**である．情動表出の減少とは，会話中の抑揚が減ったり視線を合わせたりといった，会話の中で認められる身体的な動きが減少することを指す．意欲の欠如とは，自発的な目的に沿った行動が減ることで，長い時間座ったままである，仕事や日常生活への参加に興味を示さない，無論理，快感の消失，非社交性といった症状がある．陽性症状は統合失調症以外の疾患でも認められることがあるが，陰性症状は特に統合失調症に特有であり，日常生活への影響・社会機能への影響が大きい．

また，認知機能障害は，**一般人口と比較すると，**

表 1. リハビリテーション場面で想定される統合失調症の方の反応と，その背景に想定される特性

患者の"表現型"(様子・態度)	背景にある特性
リハビリテーションに対して消極的になっている	短期的な報酬(成果)を実感できない 長期的な見通しを立てることが難しい
スタッフ側は"同じように"指導・提言しているが「人によって言うことが違う」と混乱する	表面の字面をもとに内容を解釈している
当日告げられたプログラムに対して「気が乗らない」と述べる	伝えられた内容が本人の事前想定と異なり，心の準備が追いつかない(臨機応変な対応が難しい)
模倣したり反復したりすることが難しい	指示された内容を曖昧に感じている

年齢に比して様々な領域で出現し，社会機能と密接に関与している．情報を取り込んで照合・処理・判断・表出する過程である神経認知機能と，他者の意図や意向を理解する能力などに関する社会認知機能の双方に支障を生じる[3]．処理速度，注意，言語記憶，作業記憶，社会知覚，情動処理など，非常に多領域における障害が生じるため，様々な支援が必要になるが，社会認知機能障害については，標準的な評価方法も現在模索中というのが現状である．

治　療

統合失調症の急性期治療は，抗精神病薬による薬物療法が主体である．緊張型統合失調症の一部や，抗精神病薬に対して忍容性が低い場合などは，電気けいれん療法を実施することもある．薬物療法は，再発予防の観点から内服を継続することが強く推奨されているが，アドヒアランスの維持には患者・医師の信頼関係，患者自身の疾患理解が不可欠であり，心理教育(疾患教育)が非常に肝要である．

また，本人に社会参加を促すという観点から，心理社会的介入は薬物療法と同様に重要視されており，認知行動療法，認知機能リハビリテーション，ソーシャルスキルトレーニング(SST)，就労支援プログラムなどが挙げられる．入院中の作業療法，外来通院と並行して通所するデイケア，作業所，就労移行支援事業所などでは，各施設のスタッフがこれらの概念を念頭に置いて対応を行っている．

症状に関する留意点

統合失調症の症状は，「(統合失調症という)病名があったとしても，幻覚妄想が活発な急性期の時期は人生全体で非常に限られている」という点が重要である．精神病症状そのものは統合失調症に特異的な症状ではなく，たとえ統合失調症で通院中である(あるいは通院が中断して向精神病薬が内服されていない状態である)としても，幻覚妄想を呈する他の諸疾患(せん妄，薬剤性，他の精神疾患)の可能性を考慮しておく必要がある．したがって，操作的診断基準で満たすからといっても，「あの人は幻聴と妄想があるから統合失調症だ」と安易に診断できるものではない．なお，陽性症状の鑑別に際しては，妄想や幻覚の内容がキーポイントになることがある．考想化声，会話形式の幻聴，作為体験，考想伝播などは，Schneiderの一級症状と呼ばれる(精神医療従事者のみならず過去の資格試験などで読者諸氏も聞き覚えがあるだろう)が，どのような内容を本人が語り経験しているか，という点が，鑑別に有用である．

他方，身体疾患での入院中で，精神症状の治療が主体ではない治療場面において，**体験の内容を医療者が脈絡なく尋ねることには慎重になるべきである**．本人がその内容を語りたがらない(あるいは語れる状況にない)場合，医療者側が無理に尋ねることが本人の負担となることを考慮する必要がある．医療従事者にとっては，診断やアセスメントに有用な情報であっても，本人にとっては苦痛を伴う再想起したくない体験でもある．本人に語っていただいた内容に対して追加で多少尋ねるということはあっても，本人が語りを躊躇している状況で医療者側が積極的に聞き出すことは，時に侵襲的なものになり得る，ということを付け加えておきたい．

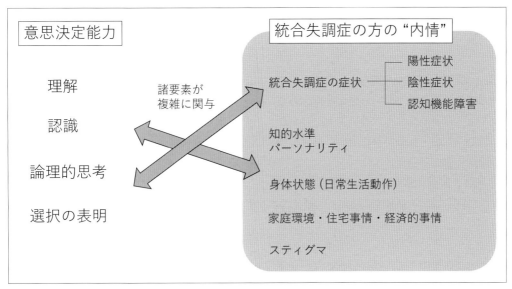

図 1. 統合失調症の方の意思決定能力を巡る諸要素

（筆者作成）

リハビリテーション場面における困難さと対応

上に触れたように，統合失調症の方は，その症状により，様々な困難さを抱えながら生活している人が多い．そうした状況のなか，（多くの場合は急に）身体疾患による入院を余儀なくされ，リハビリテーションなどに取り組むよう告げられることは，通常我々が感じるであろう以上のストレスを抱えて入院生活を送る，という点に留意する必要がある．一般の方であってもかなりハードになる入院中のリハビリテーションは，統合失調症の方にとっては相当な負担になっているとまず想像しておくことが肝要である．

リハビリテーションに関連する困難で言えば，陰性症状や認知機能障害に関連するものが多いと想定される（**表 1**）．そうした際には，日々の開始前に平易な言葉で記載した書面を作成・共有する，日々その目標を一緒に書面を読みながら確認する，終了後に翌日の予定（時間帯や内容）をお知らせする，といった工夫を試みていただければと思う．書面による説明は，聴覚よりも視覚入力の方がより得意な方が多く，様々な感覚入力を併用することから，その簡便さに比して本人の理解を助ける度合いが多い．

また，無理に同じプログラムを実施しようとし

ないことも肝要である．自宅での生活状況について話し合う，時間をずらす，スキップして明日の約束を取り付けて撤退する，といった方法で，動機づけや気分転換を図ってみることも1つである（診療報酬や人手の問題を棚上げしている点についてご容赦いただきたい）．

もちろん，あの手この手の工夫を尽くしても治療が停滞することもあるだろう．こうした際は，医療倫理の原則に立ち返って治療チームの現状を確認しながら（無危害・善行の堅持と，自律性の尊重が対立することが多いだろう），本人の意思決定能力のアセスメントを行う必要がある．意思決定能力は，理解・認識・論理的思考・選択の表明の4要素とされており，このアセスメントには，**多職種による多面的な評価が重要**である．意思決定能力に支障があると思われる統合失調症の方の背景には，様々な要素が含まれており（**図1**），異なる職種・立場の意見の集約を通して，様々な気づきを得られ，より深いアセスメントにつながる．また，こうした話し合いの場は，スティグマ（後述）を抱くスタッフの対応が，本人の治療に影響していないか確認する機会にもなる．

なお，リハビリテーションの場面は，日常生活動作に直結しており，本人の抱える生活上の困難さに気づきやすい立場にある．毎日一定時間をマ

ンツーマンで過ごすことで，本人が他のスタッフや精神科主治医に話していない心情を吐露することもある．筆者は諸病院におけるリエゾン診療の際，PT・OT・ST の方々の記録に大いに助けていただいていることを申し添えたい．

なお，入院を契機に陽性症状が増悪することも，多少は想定しておく必要がある．医療保護入院歴があったり，侵襲度の高い手術を受ける場合には，事前にかかりつけ医から治療歴や最近の状況について情報収集のうえ，精神科常勤医が在籍する病院であれば事前のコンサルトや受診を検討いただきたい．訪問看護や作業所などの支援者から，人となりや増悪しそうな際の予兆を尋ねておくことも有用である．多面的な情報は，本人の「調子が悪くなった」際の鑑別に大いに有用であり，それはリハビリテーション関係者や病棟関係者だけではなく，主治医ではない院内の精神科医師にとっても有用なためである．

もちろん，自院での受け入れが難しいのではと判断される際には，精神科常勤医が在籍する病院へ紹介いただくことも1つと考える．とはいえ，**入院中に病的体験が増悪しても，一般病棟での入院継続がただちに困難になるわけではない**ため，まずは薬物療法の強化やリハビリテーションの頻度を下げる（本人の心的負担を減らす）などの工夫をしていただければ幸いである．手前味噌ではあるが，統合失調症スペクトラム障害患者の周術期の精神症状はほとんどの患者で増悪しない（またはごく軽度に留まる）ことを，筆者を含むグループで明らかにしたことを報告させていただく[4]．

なお，個人的な意見の域を出ない点は恐縮であるが，回復期リハビリテーション病院への転院が可能と判断された方は，転院後に病状悪化するリスクはさほどないと考えて支障はない．それは，精神症状（陽性症状）が活発であれば，急性期病床から精神病床へ転院のうえ，精神症状の治療が優先されるためである．

スティグマについて

統合失調症である，ということが，一般の方と同様の身体疾患治療を受ける機会が損なわれているのではと感じることは，頻度が減ったとはいえ，精神科医の筆者の周囲で見聞きするのが実情である．背景には，本人の状態像，地域性，総合病院勤務の精神科医の少なさなど，様々な要素が絡んでいるが，基盤の1つである**スティグマ**について触れたい．

スティグマとは，差別や偏見といった意味合いで使用される単語で，その語源は，古代ギリシャで奴隷や犯罪者などに目に見えるマーク（烙印）をつけることを意味し，不名誉，恥辱といった意味合いで，いずれの文化圏にも存在する[5]．統合失調症に関するスティグマには，当事者に対して不利益に働く政策・慣行・メディア報道といった構造的スティグマ，ステレオタイプ的な（事実と異なる）知識・偏見に基づく否定的な感情・排除的な行動といった市民（当事者以外）のスティグマ，一般市民の誤った知識や態度を認識する，実際に差別を体験する，他科臨床家から精神科が重要なものとして扱われないといった，**当事者のスティグマ（セルフスティグマ）・関係者のスティグマ**がある[6][7]．ステレオタイプの典型としては，「統合失調症の人は他者を攻撃する」「怖い」といったものである．また，「幻聴や妄想があっても社会生活が送れるとは知らない」という人が多いのも実情である[8]．正しい知識が普及していないと，接触する機会は意識的・無意識的を問わず減少し，スティグマ形成に関与することとなる．そのスティグマを向けられた当事者は，それらを敏感に察知し，**当事者の生活の質やアドヒアランスの低下につながる**といった悪循環を招くことになる．

スティグマに関するこうした問題を軽減・解決することは容易ではなく，また解消しさえすればよいというものでもないという側面もある．とはいえ，医療現場におけるスティグマの存在を軽減するに際しては，まずは，**医療従事者が正しい知**

識と態度を持って統合失調症の方に接することが重要と考えられる.

　なお，本邦における一般市民向けの啓発活動として，厚生労働省「精神障害にも対応した地域包括ケアシステム」の構築に向けた施策の1つとして「心のサポーター養成事業」が2021年度から一部自治体で開始されており，2024年度からは全国の各自治体単位での実施・普及が予定されている[9]ことと，2022年度に改訂された高等学校学習指導要領改訂で40年ぶりに精神疾患(うつ病，統合失調症，不安症，摂食障害)の記載が保健体育の教科書で復活したといった動きがあることについても情報提供申し上げる.

　精神疾患全般をめぐるスティグマの軽減により，統合失調症の方が，その病状を理解した医療従事者が増えている環境で，身体疾患の治療を受ける機会が得られることを願うばかりである.

おわりに

　統合失調症について，臨床症状，一般病院で想定される困難さへの対応，スティグマについて概説した．対応や理解に悩んだ経験があると，疾患に罹患している方を一般化してしまうことがあるかもしれないが，統合失調症の方の大多数は，一般病院へ入院した際も，非精神疾患の方と同様に，大過なく身体診療を受けて在宅生活へ復帰している．その症状ゆえに，リハビリテーションを含む治療や対応に"苦慮"した際には，本人の反応の背景を慮りながら，多面的な評価を行うことが重要であり，リハビリテーションに関わる皆様の視点は，本人の深い理解につながることに疑いの余地はない.

　今後も，身体診療場面に留まらない心身両面のQOL向上に向けて，読者の皆様の協力をお願いする次第である.

文　献

1) GBD 2019 Mental Disorders Collaborators：Global, regional, and national burden of 12 mental disorders in 204 countries and territories, 1990-2019：a systematic analysis for the Global Burden of Disease Study 2019. *Lancet Psychiatry*, 9(2)：137-150, 2022.
　Summary　精神疾患のDALY(disability-adjusted life year, 障害調整生存年)を推定し，その高さが世界的に課題であり続けていることが報告されている.
2) American Psychiatric Association, 日本精神神経学会監, 髙橋三郎ほか監訳, DSM-5® 精神疾患の診断・統計マニュアル, 医学書院, 2014.
3) 橋本直樹：統合失調症の神経認知機能と社会認知機能. 医のあゆみ, 286(6)：596-600, 2023.
　Summary　統合失調症の認知機能障害に関する現況が，第一人者によってわかりやすく簡潔に解説されている.
4) Matsumoto Y, et al：Frequency and predictors of perioperative psychiatric symptom worsening in patients with schizophrenia spectrum disorders. *Gen Hosp Psychiatry*, S0163-8343(23) 00156-1, 2023. 2023.09.11 [Epub ahead of print]
5) Arboleda-Flórez J：What causes stigma? *World Psychiatry*, 1(1)：25-26, 2002.
6) 山口創生, 大石　智：統合失調症のスティグマと社会参加. 医のあゆみ, 286(6)：511-516, 2023.
7) Kassam A, et al：Development and responsiveness of a scale to measure clinicians' attitudes to people with mental illness(medical student version). *Acta Psychiatr Scand*, 122(2)：153-161, 2010.
8) 中西英一ほか：精神障碍者に関するイメージの変化─27年の変化について─. 精神医, 54(8)：779-789, 2012.
9) NIPPON COCORO ACTION.
　〔https://cocoroaction.jp/〕(最終アクセス：2023年9月30日)

MB Med Reha **No.297**：**48-54**, 2024

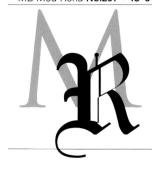

特集／リハビリテーション医療の現場で知っておきたい精神科関連の実践的知識

日常臨床に役立つアルコール健康障害への介入方法

角南隆史*

Abstract　アルコール健康障害を持つ者は，その半数以上が医療機関や健診機関に来ていながら，飲酒そのものに対する介入は行われていない．そしてアルコール健康障害に対する介入は，従来は重度のアルコール依存症者に対して断酒を唯一の治療目標とした介入のみであったが，最近ではアルコール依存症者だけでなく，その一歩手前の多量飲酒者に対しても，断酒だけでなく飲酒量低減も視野に入れた介入が広がっている．

とはいえ，医療者が普段から飲酒そのものに対する患者への介入に慣れていないと，何から始めたら良いのかわからないことも多いと思われる．本稿では，パソコンやタブレット，スマートフォンから簡単にアルコール健康障害に介入できるツール(SNAPPY プログラム)を紹介した．インターネット環境さえあれば，いつでもどこでも利用できるため，ぜひ気軽に患者さんの飲酒について介入してみていただきたい．

Key words　アルコール依存症(alcohol dependence)，断酒(abstinence)，飲酒量低減(reduction of alcohol consumption)，ブリーフ・インターベンション(brief intervention；BI)，ウェブ上の介入(web-based intervention)

アルコール健康障害に早期介入する意義

アルコールによる健康障害は，大きな課題である．アルコールは多くの病気や障害などを引き起こし[1]，2016 年にはアルコールが原因で，全世界で約 280 万人が亡くなったとされている[2]．そしてあらゆるレベルの飲酒が潜在的に有害だとされ，飲酒量が増えれば増えるほど健康への害は増え[3]，多量飲酒およびアルコール依存症は，本人だけでなく，家族，友人，同僚，および社会全体に様々な影響を与える[4]．

2018 年に厚生労働科学研究で行われた調査[5]では，ICD(International Statistical Classification of Diseases and Related Health Problems)-10[6](**表1**)の診断基準を満たすアルコール依存症の生涯経験ありの者は推計 54 万人だった．そしてその

うち医療機関に受診している患者の状況を患者調査(2017 年)で検討すると，「アルコール使用＜飲酒＞による精神および行動の障害」の総患者数(入院患者数と外来患者数の合計)は推計 5.4 万人とされている[7]．

また 2013 年の同調査[5]では，ICD-10 の診断基準を満たすアルコール依存症の現在有病者数は推計 57 万人いるとされている．その現在アルコール依存症者の 57 万人のうち 83％は過去 1 年間に何らかの理由で医療機関を受診しており，70％が健康診断を受けているという結果が出ている．また，危険な飲酒の者(男性 1 日 40 g 以上，女性 1 日 20 g 以上の飲酒あり)は 1,036 万人いるとされているが，そのうち 63％は過去 1 年間に何らかの理由で医療機関を受診しており，77％が健康診断を受けているという結果が出ている．つまり現在

* Takashi SUNAMI，〒 840-8571 佐賀県佐賀市嘉瀬町大字中原 400　地方独立行政法人佐賀県医療センター好生館精神科，医長

表 1. ICD-10 によるアルコール依存症の診断ガイドライン

過去 1 年間のある期間，次の項目のうち 3 つ以上が経験されるか出現した場合に下される．

> (a) 飲酒したいという強い欲望あるいは強迫感．
>
> (b) 飲酒の開始，終了，あるいは使用量に関して，摂取行動を統制することが困難．
>
> (c) 飲酒を中止もしくは減量した時の生理学的離脱状態．離脱症候群の出現や，離脱症状を軽減するか避ける意図でアルコール（もしくは近縁の物質）を使用することが証拠となる．
>
> (d) はじめはより少量で得られたアルコールの効果を得るために，使用量を増やさなければならないような耐性の証拠．
>
> (e) 飲酒のために，それにかわる楽しみや興味を次第に無視するようになり，アルコールを摂取せざるを得ない時間や，その効果からの回復に要する時間が延長する．
>
> (f) 明らかに有害な結果が起きているにも関わらず，依然として飲酒する．

（文献 6 を基に筆者作成）

表 2. アルコール依存症の治療目標に関する推奨事項[9]

> - アルコール依存症の治療目標は，原則的に断酒の達成とその継続である．
> - 重症のアルコール依存症や，明確な身体的・精神的合併症を有する場合，または，深刻な家族・社会的問題を有する場合には，治療目標は断酒とすべきである．
> - 上記のようなケースであっても，患者が断酒に応じない場合は，まず説得を試みる．もし，説得がうまく行かない場合でも，そのために治療からドロップアウトする事態は避ける．1 つの選択肢として，まず飲酒量低減を目標として，うまくいかなければ断酒に切り替える方法もある．
> - 軽症の依存症[※1]で明確な合併症を有しないケースでは，患者が断酒を望む場合や断酒を必要とするその他の事情がない限り，飲酒量低減も目標になり得る．
> - 理想的には，男性では 1 日平均 40 g 以下の飲酒，女性では平均 20 g 以下の飲酒が飲酒量低減の目標になる[※2]．
> - 上記目安に関わらず，飲酒量の大幅な低下は，飲酒に関係した健康被害や社会・家族問題の軽減につながる．

※1：依存症の重症度に関する統一的見解はない．ICD-10 の診断項目を満たした数や AUDIT の点数などが参考になる．

※2：この目安は，厚生労働省による第 2 次健康日本 21 の「生活習慣病のリスクを上げる飲酒」の基準を基に作成した．

アルコール依存症や危険な飲酒の状態にある者の半数以上が，飲酒そのものに対する治療以外の目的で，過去 1 年間に医療機関を受診したり，健康診断を受けたりしていると言える．

アルコール健康障害への介入について

1．これまでのアルコール健康障害への介入

これまで我が国でのアルコール健康障害への介入について，その対象はアルコール依存症者のみで，断酒を唯一の治療目標としてきた．そして治療の場はほとんどが依存症専門医療機関（単科精神科病院）であった．こうした治療環境と治療構造の中で，治療に導入できたのは主に重度の（あるいは一部の動機づけが高い）アルコール依存症者であった．そして治療成績は退院後 2 年後の断酒率が約 2 割という厳しいものであった[8]．

2．これからのアルコール健康障害への介入

2018 年に出版された，「新アルコール・薬物使用障害の診断治療ガイドライン」[9]では，アルコール依存症の治療目標について，従来の断酒のみではなく，飲酒量低減も治療目標となり得ることが明記されている．詳細を**表 2**に示す．

こうした「少しでも害を減らすことにより，治療中断を防ぎ，関係性を構築しながら介入を続ける」という考え方を「ハームリダクション」といい，欧州ではその薬物施策を含め，治療論としても 1980 年代から用いられてきた[10)11]．

飲酒量低減技法としての ブリーフ・インターベンション

1．ブリーフ・インターベンションとは？

アルコール健康障害を有している者への介入技法として，ブリーフ・インターベンション（brief intervention；BI）が知られている[12]．BI には定訳はないため，本稿では原語のまま用いるが，「簡易介入」や「短時間介入」と邦訳されることもある．

表 3. AUDIT

1. あなたはアルコール含有飲料をどのくらいの頻度で飲みますか？
0. 飲まない　　1. 1か月に1度以下　　2. 1か月に2～4度　　3. 1週に2～3度　　4. 1週に4度以上
2. 飲酒するときには通常どのくらいの量を飲みますか？（1ドリンクは純アルコール10gに相当 ※）
0. 1～2ドリンク　　1. 3～4ドリンク　　2. 5～6ドリンク　　3. 7～9ドリンク　　4. 10ドリンク以上
3. 1度に6ドリンク（純アルコール60g）以上飲酒することがどのくらいの頻度でありますか？
0. ない　　1. 1か月に1度未満　　2. 1か月に1度　　3. 1週に1度　　4. 毎日あるいはほとんど毎日
4. 過去1年間に，飲み始めると止められなかったことが，どのくらいの頻度でありましたか？
0. ない　　1. 1か月に1度未満　　2. 1か月に1度　　3. 1週に1度　　4. 毎日あるいはほとんど毎日
5. 過去1年間に，普通だと行えることを飲酒していたためにできなかったことが，どのくらいの頻度でありましたか？
0. ない　　1. 1か月に1度未満　　2. 1か月に1度　　3. 1週に1度　　4. 毎日あるいはほとんど毎日
6. 過去1年間に，深酒の後体調を整えるために，朝迎え酒をせねばならなかったことが，どのくらいの頻度でありましたか？
0. ない　　1. 1か月に1度未満　　2. 1か月に1度　　3. 1週に1度　　4. 毎日あるいはほとんど毎日
7. 過去1年間に，飲酒後罪悪感や自責の念にかられたことが，どのくらいの頻度でありましたか？
0. ない　　1. 1か月に1度未満　　2. 1か月に1度　　3. 1週に1度　　4. 毎日あるいはほとんど毎日
8. 過去1年間に，飲酒のため前夜の出来事を思い出せなかったことが，どのくらいの頻度でありましたか？
0. ない　　1. 1か月に1度未満　　2. 1か月に1度　　3. 1週に1度　　4. 毎日あるいはほとんど毎日
9. あなたの飲酒のために，あなた自身か他の誰かがけがをしたことがありますか？
0. ない　　2. あるが，過去1年にはなし　　4. 過去1年間にあり
10. 肉親や親戚，友人，医師，あるいは他の健康管理にたずさわる人が，あなたの飲酒について心配したり，飲酒量を減らすように勧めたりしたことがありますか？
0. ない　　2. あるが，過去1年にはなし　　4. 過去1年間にあり

※ **アルコールの標準単位** 従来我が国では，日本酒1合あるいはビール大瓶1本を1単位，すなわち21～25gのアルコールを含む飲料を1単位と呼んできた．しかし最近では，アルコール10gを含むアルコール飲料を1ドリンク（単位ではない）と定義することが一般的である．

（文献13より引用）

BIは，通常は1つのセッションが10～30分程度の短時間で，2～3回の複数回のセッションからなり，認知行動療法や動機づけ面接法などを用いながら，飲酒習慣に関する行動カウンセリングを行うものを指す．

BIの基本となる3つの構成要素は，1)Feedback（フィードバック），2)Advice（アドバイス），3)Goal-setting（ゴールセッティング）である．

1）Feedback

AUDIT（Alcohol Use Disorders Identification Test）[13]（**表3**）などのスクリーニングテストによって対象者の飲酒問題およびその程度を客観的に評価し，このまま飲酒を続けた場合にもたらされる将来の危険や害について情報提供を行うことを指す．

なお，AUDITはWHO（World Health Organization）を中心に，6か国の共同研究として開発，作成された10項目の質問からなるもので，未だに医学的に明らかな障害は認めていないものの，持続していけば将来健康を害する危険のある危険な使用（hazardous use），および既に健康被害を招いている有害な使用（harmful use）の状態にある飲酒者の同定を目的としている．AUDITの点数と，その評価は**表4**のとおりである[14]．

2）Advice

飲酒を減らし（減酒）たり，止め（断酒）れば，どのようなことを回避できるかを伝え，そのために必要な具体的な対処法についての助言やヒントを与えることである．

3）Goal-setting

「目標設定」のことで，対象者が7～8割の力で達成できそうな具体的な飲酒量低減の目標を自ら設定してもらう．

表 4. AUDIT の点数とその評価

AUDIT	評価
0〜7点	お酒の飲み方に問題はありません．このままお酒と上手に付き合いましょう．
8〜14点	このままのお酒の飲み方を続けていると，健康や社会生活に悪影響が出る可能性が高いです．断酒が望ましいですが，難しいようでしたら，減酒を試みましょう．
15点以上	断酒，減酒に取り組みましょう．このテストだけで確定的なことは言えませんが，アルコールの専門的治療が必要な可能性もあります．

（文献14から引用改変）

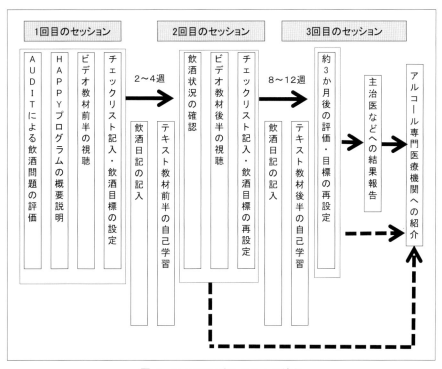

図 1. HAPPY プログラムの流れ

2．我が国における標準的な BI プログラム HAPPY

日本における標準的な BI プログラムは，2001年に肥前精神医療センター（佐賀県）において開発された HAPPY（Hizen Alcoholism Prevention Program by Yuzuriha）プログラムである（**図 1**）[15]．HAPPY プログラムは，将来アルコールが健康被害を引き起こす可能性の高い多量飲酒者，あるいはすでに健康被害が及んでいる多量飲酒者に対して早期介入を行うためのプログラムである．

HAPPY プログラムでは，医療機関や職域，さらには地域で，アルコール依存症の治療経験のない保健師，薬剤師，看護師，栄養士などの様々な職種のコメディカルスタッフが，医師のいない場面でも比較的容易に多量飲酒者に介入できるよう

に，AUDIT を用いてアルコール健康障害の重症度を評価し，AUDIT の評価区分ごとに作成された教育ビデオやワークブック，飲酒日記などの補助教材を用いて BI を行う．

HAPPY プログラムの研修会は肥前精神医療センターで定期的に行われているので，ホームページにアクセスしていただきたい．また肥前精神医療センターのホームページで，HAPPY プログラムで使われる飲酒日記やワークブックが無料でダウンロードできる[16]．

3．WEB でできる，アルコール健康障害への介入—SNAPPY プログラムの紹介—[17]

1）SNAPPY プログラム作成の経緯

BI は日本や諸外国において効果が確認されているものの普及がなかなか進んでいないという現

図 2. SNAPPY-CAT の QR コード

積極的飲酒量低減の勧めあるいは専門医療機関受診の勧め

《1日の飲酒量》
- あなたの1日の飲酒量はワイングラスが6杯でした。
- あなたの酒量は、20〜30歳代男性の100人のうち多い方から18番目です。

《AUDIT》
- AUDITは、WHO（世界保健機関）を中心に開発された「お酒の飲み方の問題を評価するテスト」です。
- この得点が高いほど現在のあなたのお酒の飲み方の問題が大きく、また将来お酒の飲み過ぎであなたの心身の健康と生活が害される可能性が高いことを示します。
- あなたのAUDIT得点は29点でした。
- あなたのAUDIT得点は、20〜30歳代男性100人のうち上から1番目です。

図 3. SNAPPY-CAT の結果画面

状がある．その理由として，① 対象者側の要因：治療・相談機関にアクセスする地理的・時間的な制約や費用負担があること，② 介入者側の要因：アルコール健康障害に関する知識が乏しいこと，多忙であり実施にあたりコストがかかること，などが挙げられる[18]．

　以上のような問題を解決するために，インターネットやコンピューターの技術を利用した治療的介入が特に欧米を中心に開発され，ランダム化比較試験で有効性が検証されてきた[19]．

　このような状況の中で，筆者らは，インターネット上でアルコール健康障害に介入できるツール（SNAPPY シリーズ）を開発してきた．ここでは，これまでに作成したツールを紹介する．いずれもパソコンやタブレット端末，スマートフォンからアクセスでき，フリーで公開されている．Google などの検索サイトで「SNAPPY-CAT」と検索していただきたい（図2）．

2）SNAPPY-CAT プログラム
(Sensible and Natural Alcoholism Prevention Program for You Computer Advise Technique)

　最初に年代と性別を入力し，その後 AUDIT を用いてアルコール使用障害を評価する．結果画面では，個別性の高いフィードバック（自分の飲酒量や AUDIT の点数は同性同年代 100 人のうち何番目とランキングし，その順位に応じた対応方法を明記している）と情報提供（アルコールの健康への影響，適正飲酒について，依存症とは？　など）が行われる（図3）．

3）SNAPPY-PANDA プログラム
(SNAPPY Preventive Apparatus for Not Driving under the influence of Alcohol)

　自らの飲酒量が簡便に測定でき，また飲酒運転防止の観点からもアルコールの分解完了時刻を算出できるプログラム．色々な種類のお酒（ビール，焼酎，チューハイ・サワー，日本酒，ワイン，ウィスキー・ブランデー，泡盛，梅酒）がイラストで表示（お猪口，缶，瓶，ジョッキ，グラスなど）してあり，それらを棚に並べて「確認」を押すだけで自らの飲酒量や，その量に基づいたアルコール分解完了時刻が自動的に算出できる（図4）．

4）SNAPPY-BEAR プログラム
(SNAPPY Brilliant Education program for Addiction Recovery)

　YouTube® 形式の 1〜2 分のナレーション付き動画が30本あり，アルコールの心や体への影響について学べる．テーマは，「節度ある適度な飲酒とは」「アルコールの分解代謝過程」「専門医療機関受診のすすめ」「加齢と飲酒」「飲酒と食事」「アルコールと睡眠」「アルコールとうつ病」「アルコールと高

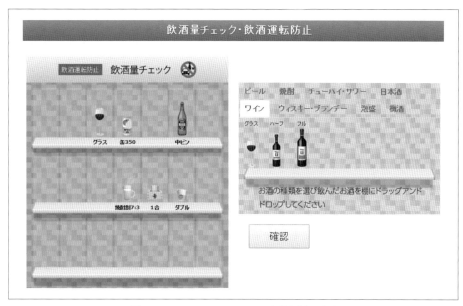

図 4. SNAPPY-PANDA の酒類選択画面

血圧」「アルコールと糖尿病」「アルコールと痛風」
などである.

5）SNAPPY-DEER プログラム
（SNAPPY Danshu Experience to Enjoy your Real life）

「お酒を止めて良かったことを 3 つ教えてください」と断酒会員100名に聞き，その回答をカテゴリー別に分けて解説を加えて紹介している．飲酒を続けることの様々な害を伝えるとともに，断酒をすることの素晴らしさを，体験者の生の声を交えて伝えている.

6）SNAPPY-DOC プログラム
（SNAPPY Diary On Computer）

オンライン版の飲酒日記プログラムである．ログイン後，まず最近 7 日間の飲酒量を記録する．その飲酒量に基づいて，飲酒に関する目標（休肝日は週○日作る，など）を立てて日々の飲酒量を記録していくプログラムである．日々の飲酒量や目標の達成度に応じたフィードバックが行われる．複数の職域の多量飲酒者（AUDIT が 8 点以上）に利用していただき，プログラムの効果検証を行った[20].

さいごに

これまでアルコール健康障害を持つ者への介入について述べてきた．患者さんの飲酒習慣が変わることで，リハビリテーションの進み具合や予後が劇的に変わることは，読者の皆さんは既にご存知だろう.

本稿では，パソコンやタブレット，スマートフォンから簡単にアルコール健康障害に介入できるツール（SNAPPY プログラム）を紹介した．まずは SNAPPY-PANDA を使って普段の飲酒量を調べてみたり，飲酒運転をしないためにもアルコールが体から抜ける時間を調べることから始めると，取り組みやすいと思われる.

文 献

1) World Health Organization : Global status report on alcohol and health 2018.
〔https://www.who.int/substance_abuse/publications/global_alcohol_report/en/〕(2023 年 7 月 7 日アクセス可能)
Summary 飲酒に関する様々なリスクに関する概説，飲酒に対する各国の政策（酒類の販売，飲酒運転対策，推奨飲酒量など）について掲載されている.

2) GBD 2016 Alcohol Collaborators : Alcohol use and burden for 195 countries and territories, 1990-2016 : a systematic analysis for the Global Burden of Disease Study 2016. *Lancet*, **392**

（10152）：1015-1035, 2018.

3）Burton R, Sheron N：No level of alcohol consumption improves health. *Lancet*, **392**（10152）：987-988, 2018.

4）Rehm J：The risks associated with alcohol use and alcoholism. *Alcohol Res Health*, **34**（2）：135-43, 2011.

5）尾﨑米厚，金城　文：アルコールの疫学―わが国の飲酒行動の実態とアルコール関連問題による社会的損失のインパクト―．別冊医学のあゆみ，アルコール医学・医療の最前線 2021 UPDATE：34-39，2021.
　Summary 2013 年と 2018 年に行われた，日本人の飲酒量，アルコール依存症者や多量飲酒者の数などの実態調査の結果が掲載されている.

6）World Health Organization 編，融　道男ほか監訳，ICD-10 精神および行動の障害　臨床記述と診断ガイドライン　新訂版, 医学書院, 2005.

7）厚生労働省：2017 年患者調査の概況.
　〔https://www.mhlw.go.jp/toukei/saikin/hw/kanja/17/index.html〕（2023 年 7 月 7 日アクセス可能）

8）鈴木康夫：アルコール症者の予後に関する多面的研究. 精神誌，**84**（4）：243-261，1982.

9）新アルコール・薬物使用障害の診断治療ガイドライン作成委員会監，樋口　進ほか編，新アルコール・薬物使用障害の診断治療ガイドライン，新興医学出版社，2018.
　Summary 2018年に発表されたガイドライン. アルコール依存症者の治療目標について，断酒だけでなく飲酒量低減も視野に入れた治療目標を立てることを推奨している.

10）松本俊彦ほか編著，ハームリダクションとは何か 薬物問題に対する，あるひとつの社会的選択，中外医学社，2017.

11）成瀬暢也：ハームリダクションアプローチ―やめさせようとしない依存症治療の実践，中外医学社，2019.

12）Fleming M, Manwell LB：Brief intervention in primary care settings. A primary treatment method for at-risk, problem, and dependent drinkers. *Alcohol Res Health*, **23**（2）：128-137, 1999.

13）廣　尚典，島　悟：問題飲酒指標 AUDIT 日本語版の有用性に関する検討. 日アルコール・薬物医会誌，**31**：437-450，1996.

14）樋口　進：お酒が減らせる練習帳，22，メディカルトリビューン，2013.

15）杠　岳文：アルコール使用障害の早期介入プログラム HAPPY. 松本俊彦編，物質使用障害の治療 多様なニーズに応える治療・回復支援，103-118，金剛出版，2020.

16）肥前精神医療センターのホームページ
　〔http://www.hosp.go.jp/˜hizen/〕（2023 年 7 月 7 日アクセス可能）
　Summary HAPPY プログラムの中で用いられるワークブックや飲酒日記などが PDF 形式で無料でダウンロードできる.

17）角南隆史：SNAPPY プログラム　アルコール使用障害に対する WEB 上の介入ツール. 日アルコール関連問題会誌，**21**（2）：80-85，2020.

18）O'Donnell A, et al：From efficacy to effectiveness and beyond：what next for brief interventions in primary care? *Front Psychiatry*, **5**：113, 2014.
　Summary BIの治療効果と，BIの普及に向けた課題について記載されている.

19）Riper H, et al：Effectiveness of guided and unguided low-intensity internet interventions for adult alcohol misuse：a meta-analysis. *PloS One*, **9**（6）：e99912, 2014.
　Summary インターネットで行う BI の効果検証研究のまとめと考察が記載されている.

20）Sunami T, et al：A randomized controlled trial of the web-based drinking diary program for problem drinking in multi workplace settings. *J Occup Health*, **64**（1）：e12312, 2022.

MB Med Reha **No.297**：55-60, 2024

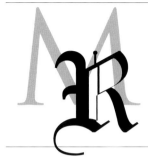

特集／リハビリテーション医療の現場で知っておきたい精神科関連の実践的知識

摂食障害

千田真友子*

Abstract　摂食障害は拒食や過食嘔吐などの食行動の問題を呈する疾患群を指し，神経性やせ症や神経性過食症などが含まれる．精神疾患に分類されるが，低体重や過食嘔吐による身体合併症のために救急病棟や内科での入院治療を要することもある．早期に治療を開始すれば十分回復可能な疾患であり，良好な転帰のためには早期の体重回復が極めて重要とされる．摂食障害の主な治療の場は外来治療であるが，低体重で身体的に重篤な場合などは入院治療を行うこともある．入院治療は多職種チームで行うことが勧められ，その中で作業療法や理学療法が実施されることも多い．当院では摂食障害の入院患者の大部分に対して作業療法を実施しており，その治療への貢献度や意義は大きい．作業を通じての気分転換やリラクゼーション効果のほか，作業療法士が，患者と治療者の間の「中立的立場」として治療を支える役割も担っている．本稿では，摂食障害に関する基本的知識を概説し，入院リハビリテーションの意義や実践についてもご紹介する．

Key words　摂食障害(eating disorder)，神経性やせ症(anorexia nervosa；AN)，神経性過食症(bulimia nervosa；BN)

はじめに

摂食障害は，拒食や過食などの食行動の問題を生じる疾患群で，精神疾患に分類される．その中で代表的な神経性やせ症は，かつて「思春期やせ症」と呼ばれていたこともあるように，思春期女性に好発する疾患であるが，現代では成人後の発症や男性例も稀ではなく，その病状も多様化している．摂食障害は，低体重や過食嘔吐による身体合併症を伴うことも少なくない．主な治療の場は，精神科，心療内科，小児科であることが多いが，身体合併症により内科，婦人科(無月経)，整形外科(骨折)などを受診したり，救急搬送されて集中治療室に入室するようなこともあり得る．

様々な医療場面において，たとえ精神科に携わるスタッフであっても，摂食障害に対してしばしば「難治」や「対応が難しい」というイメージがあ

り，苦手意識を持っていることも少なくない．しかし実際には，早期に治療開始すれば多くの人が回復する疾患である．ただし，心身両面の回復には年単位の期間を要することが多く，一部の症例では慢性化して救急搬送や入退院の繰り返しを必要とすることもあり，死亡率は5～20％と精神疾患の中で高いのも事実である．摂食障害も他の疾患と同様，重症度やステージがあるという視点が必要であり，また，早期の治療介入が予後にとって極めて重要であるため，精神科以外の医療者も正しい知識を持っておく必要がある．

本稿では，摂食障害について，臨床に即した基本的事項について概説し，後半では当科での経験をもとに摂食障害のリハビリテーションの意義や実践についても触れたいと思う．

* Mayuko SENDA，〒 700-8558　岡山県岡山市北区鹿田町 2-5-1　岡山大学病院精神科神経科，助教

摂食障害の病型，診断基準

摂食障害と一般的に呼ばれているものは，「神経性やせ症／神経性無食欲症」や「神経性過食症」を指していることが多い．アメリカ精神医学会の定める診断基準である Diagnostic and Statistical Manual of Mental Disorders, Fifth Edition (DSM-5®)[1] の摂食障害のカテゴリーにはいくつかの疾患が含まれる．その中で代表的なものについて概説する．

1．神経性やせ症／神経性無食欲症(anorexia nervosa；AN)

摂食障害の代表的なもので，一般に「拒食症」と呼ばれることもある．典型的にはダイエットによる拒食で発症し，低体重をきたすものである．DSM-5® による診断基準は，① カロリー摂取を制限し有意に低い体重に至る，② 有意に低い体重であるにも関わらず，体重増加または肥満になることに対する強い恐怖／体重増加を妨げる持続した行動がある，③ 自分の体重や体型の体験の仕方の障害／自己評価に対する体重や体型の不相応な影響／低体重の深刻さに対する認識の欠如がある，となる．具体的には，② は一般的に「肥満恐怖」と呼ばれるもので，これにより絶食，過剰な運動，嘔吐，下剤乱用などの体重増加を妨げるための「代償行動」が生じる．③ は，1 つ目は「ボディイメージの障害」とも言い，周囲から見るととても痩せているにも関わらず，本人は「太り過ぎている」と感じている．また，自己評価や自尊心が体重や体型に大きく影響されており，「痩せていることだけが私の価値だ」「体重が少しでも増えると人生すべてが失敗だ」と考えてしまうような認知の偏りがあり，これ自体が AN および次項の神経性過食症の中核症状であると考えられている．さらに，AN は，ただ拒食するのみでなく過食を伴っていることもあり，「摂食制限型」という拒食だけのタイプと，「過食・排出型」という過食と排出行動(嘔吐，下剤・利尿薬・浣腸の乱用)を伴うタイプがある．過食・排出型では，低体重による身体

合併症に加えて，排出行動に伴う電解質異常や齲歯などの多くの合併症を引き起こすことがある．

2．神経性過食症(bulimia nervosa；BN)

診断基準は，① 反復する過食エピソード，② 体重増加を防ぐための不適切な代償行動，③ 自己評価が体型および体重の影響を過度に受けている，である．有意な体重減少がない点で AN と区別される．代表的な代償行動である嘔吐(「自己誘発性嘔吐」と呼ばれることもある)は，習慣性になっていることも多い．また，多くの患者は，嘔吐しづらい状況(例：人前，昼間の時間帯，外出時など)での食事はごく少量のみ，あるいは絶食状態で，夜間に数時間かけて過食嘔吐を繰り返すなど不規則な食事習慣であることが多い．過食は，低血糖や飢餓の反動で生じる要素も大きいため，過食を止めるためには規則正しい食生活を回復させることが必須であるが，患者は肥満恐怖によって「吐かなければ太る／お腹の中に食べ物があるのが気持ち悪い／お腹を空っぽにしたい」と，食生活を修正したり吐かずに食事を摂ることに強い不安や抵抗感を持つことが多い．また，過食のために莫大な食費がかかったり，吐物の処理に家族を巻き込んだりするなど，日常生活への支障も大きい．低体重ではないため，中には周囲には全く気づかれず隠れて過食嘔吐を続けているような場合もある．過食嘔吐は強い罪悪感や抑うつを引き起こすことが多く，自身にとって弊害がたくさんある行動であると認識しつつも自分ではコントロールできない状態である．

3．回避・制限性食物摂取症(avoidant/restrictive food intake disorder；ARFID)

以前は小児の摂食障害で多いとされてきたタイプで，DSM-5® で新たに採用された疾患名である．これは，① 摂食または栄養摂取の障害で，有意の体重減少／有意の栄養不足／経腸栄養・経口栄養補助食品への依存／心理社会的機能の著しい障害を伴い，かつ，② ボディイメージの障害がないもの，を指す．低体重をきたしていても，ボディイメージの障害がない点で，AN とは区別される．

肥満恐怖以外の理由によって食事摂取が難しくなるもので，例えば，食べた後に腹痛や嘔吐，喉に詰まるなどが生じることへの過度の不安や恐怖があって食べられないような病態である．小児だけでなく近年では成人例の受診も増えており，不安症や自閉スペクトラム症などの発達障害が併存することも比較的多く見られる．同じように低体重をきたす疾患でも AN とは異なる治療アプローチが必要となることもある．

摂食障害の特徴

以降は主に AN について述べる．診断基準の症状以外に，AN の大きな特徴として「病識のなさ」や「否認」がある．初診時，患者は自らが病気であると認識していないことが多い．BMI（body mass index：体重(kg)/身長(m)×身長(m)）が 15 kg/m²以下のようなかなりの低体重になっていても，精神疾患と認識していないどころか，身体的な自覚症状も乏しく，「大丈夫です，どこも悪くないです」と言う人がほとんどである．学生であれば，体育の授業に普段通り参加していることも多い．そのため，最初から本人自ら治療を希望して受診することはめったになく，特に若い患者の多くは，初診時は「無理やり連れてこられた」という状態である．この状態から，「病気であること」を本人が理解し，受け入れ，治療意欲を持てるように支援していく作業は決して容易ではない．ここに，他の疾患と摂食障害との大きな違いがあり，摂食障害特有の難しさ・複雑さがあると思われる．

摂食障害の病態，治療の持つ意味

AN 治療の主要な目的の 1 つに体重の回復がある．ところが，AN 患者にとって体重回復はまさに「恐怖」である．それは，AN でない健康な人でも持つ「太りたくない」という考えとは程度が異なり，患者によっては，「体重が増えるぐらいなら死んだ方がまし」と本気で口にすることもあるぐらいの，体重をコントロールすることが生活や人生の最優先事項でありそのことで頭の中が埋め尽く

されている状態である．摂食障害の治療をするということは，こういった肥満恐怖の心理に理解を示しつつも，本人から病気を引き離していく作業である．多くの患者にとって，AN にかかることは，実は悪い側面ばかりではなく，一時的には何らかの心の葛藤を軽減させてくれる面もある．すなわち，「ダイエットにのめりこむことによって，一時的につらい現実を考えなくて済む」といった「回避」の病理が AN にはあり，患者にとって治療（＝体重回復）は，回避するのをやめてつらい現実にもう一度向き合っていくことをも意味する．治療経過の中で，低体重の時よりも体重回復中の方がむしろ情緒不安定さや抑うつが悪化するということはしばしば経験する．こういった側面があるために，AN 治療は一筋縄では進まなかったり，時間がかかることもある．

摂食障害の治療

AN の治療について概説する．まず大前提として，摂食障害の主な治療の場は外来治療であることを述べておきたい．しかしながら，AN では身体的に重篤な状態となって入院治療を余儀なくされることもある．AN の治療としては，発症後早期に体重回復することが良好な転帰にとって極めて重要である．特に，10 代の病歴 3 年未満の患者に対しては FBT（family based treatment）[2]という再栄養や体重回復に特化した治療が第 1 選択である．一般的には，「摂食障害はまず精神面の治療をするもの」という考えもあるかもしれない．実際に，患者の家族や身体科の医師から，重度の低体重の患者に対して「精神的な治療を」とか「カウンセリングを」と求められた経験も何度かある．しかし，摂食障害診療に携わる医療者としては，飢餓による心身への障害をまず改善させるのが優先であるという考え方はもはや疑いの余地がなく，あまりに低体重の場合はそもそも心理療法やカウンセリングの適応にならないこともある．これは，決して「精神面は無視して体重だけ上げる」ということではなく，「体重を上げずして精神面

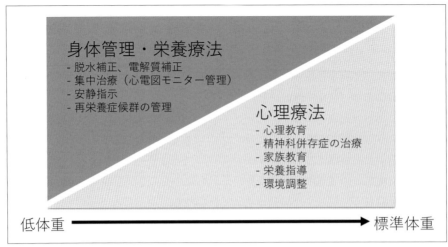

身体管理・栄養療法
- 脱水補正、電解質補正
- 集中治療（心電図モニター管理）
- 安静指示
- 再栄養症候群の管理

心理療法
- 心理教育
- 精神科併存症の治療
- 家族教育
- 栄養指導
- 環境調整

低体重 ⟶ 標準体重

図 1. 体重や時期による身体治療・心理療法のバランス

のみを回復させることはできない」ということであり，心身両面からの治療が必要であるという考え方である．そのぐらい飢餓による認知面・精神面への影響は大きい．当科でも，初診の時点で既にかなりの低体重に陥っているような患者の場合は，入院治療でまず身体治療（栄養療法）を行うことが必要になることもある．**図 1** で示すように，体重や時期によって身体的な治療と精神的な治療の比重や優先度は異なる．特に入院初期では，栄養療法をいかに安全にスムーズに行うかということが最優先事項となる．そのためには，厳密な管理のもとで積極的な栄養療法を進めるのと同時に，消費カロリーを抑えるための運動制限が必要になる．

AN の過活動症状

AN 患者では肥満恐怖による代償行動として過剰な運動が見られることが多い．この過活動に対しては，確立された治療法はなく，しばしば対応に難渋する．また，AN の重要な身体合併症の 1 つに骨粗鬆症があり，骨折リスクが高い．これらの身体合併症の観点から，ガイドラインではやせの程度に応じた活動制限の目安が定められている[3]．

患者は過活動を止められると，不安でたまらず，病棟スタッフの目を盗んであらゆる方法でカ

ロリー消費目的の運動を試みる．ベッド上で臥床しているように見せかけて常に腹筋に力を入れた不自然な姿勢を維持していたり，四六時中立ったままで過ごしていたりする様子は，精神科では決して珍しくない光景である．外来治療の場合は，1 日の大半を激しい運動（長距離のウォーキング，筋トレ）に費やしているようなこともあり，これではどんなに食事を頑張って摂ったとしても体重減少を止められない．そのため，特に体重回復を最優先とする入院治療においては，消費カロリーを極力抑えるための安静指示・行動制限を行うことが多い．病院によっては，これに精神科治療の意味合いも含めたオペラント条件づけを用いた行動制限療法が用いられ，体重によって安静度や活動内容が厳密に設定されるような治療も行われる．各施設によって詳細は異なっていても，AN の入院治療においては安静指示や行動制限をいくらかでも行っているのが一般的であろう．そういった入院治療の中でリハビリテーションの持つ役割や実践について次項で述べる．

AN の入院治療における
リハビリテーションの意義・実践

摂食障害を「慢性疾患」と捉え，他の精神疾患と同様に地域やデイケアなどでのリハビリテーションが考えられたり，入院治療において多職種チー

ム医療の中で作業療法が組み込まれたりすること
は現在では珍しくなくなってきている．とはい
え，一般的な総合病院において，「摂食障害のリハ
ビリテーション」を突然依頼されたら戸惑う先生
方もいることだろう．当科では病棟専従の作業療
法士が在籍しており，当科入院中の摂食障害患者
の作業療法はすべて同じスタッフが担当してい
る．その目的や内容についてはケースごとで異
なっており，手芸などの作業をすることもあれ
ば，散歩の時間にしていることもある．当科の
AN の入院治療において，この作業療法の時間の
意義は患者にとっても治療者にとってもとても大
きい．当科での経験から，AN に対する入院リハ
ビリテーションの意義や実践の参考になりそうな
事柄をいくつか挙げる．
① 作業自体の効果
　一般的な効果として，入院治療によるストレス
の軽減，気分転換，リラクゼーションなどがある．
これらに加えて，AN 患者に特化した意義として
は，過活動に従事するのを防いだり，食事や体型
について頭の中で四六時中考え続けるのを紛らわ
す効果もある．また，AN 患者は言語化や自己主
張が苦手なことも多く，作業療法が自己表現や表
出を促すきっかけになり得る．
② 作業療法士が「中立的な立場」として存在する
　AN の入院治療は，患者にとって苦しい場面も
多い．肥満恐怖に反して食事を摂ることや，ベッ
ド上で安静に過ごすこと，食後に吐くのを我慢す
ることなどが求められ，不安や抵抗感が生じやす
い．このため，入院治療の中で，患者が治療者に
対して怒りを向けたり反発するなどして患者−治
療者関係が対立構造になってしまうこともある．
こういった時，治療チームの中で，中立的な立場
をとれる人として，作業療法士の役割がある．
治療の愚痴を聞いたり，患者の不安を否定も肯定
もせずただ聞くことができる立場である．手作業
をしながら，あるいは，散歩しながら，という状
況の中で，患者の緊張感や警戒心が和らぎ，本音
が聴けるようなこともある．その中で，医師や看

護師だけでは引き出せない患者の普段の生活や重
要な生活歴などが出てくることも少なくない．こ
ういった情報はその後の治療でも大いに役に立つ．
③ 自分の体調や身体感覚に注意を向けるきっか
　けを作る
　立位時や活動した時のバイタルサインの変化を
患者に説明することは，「何ともない」と否認した
り自覚症状の乏しい患者に対して，体からのサイ
ンを知って病識を獲得する助けになるかもしれな
い．また，「疲れ」や「リラックス」など身体感覚へ
の気づきを促すことで，体をいたわることやペー
ス配分を身につけるきっかけにもなり得る．

　ここに挙げたことは，摂食障害の精神症状自体
に触れなくても，本来の理学療法士や作業療法士
の業務の守備範囲内でできる治療介入である．

摂食障害に対するリハビリテーションで
気をつけること

◎行動制限などの治療のルールをスタッフ間で十
　分共有し，それを逸脱しないようにする
　先述したように，AN 患者はカロリー消費目的
に少しでも余分に動こうとしたり，動けなければ
強い不安を示したりする．あまりにも全身状態が
重篤な場合を除いて，AN 患者ではかなり低体重
になっても，自分では「普通に動ける」と思ってい
るし，低体重の状態に体が慣れていていくらか身
体感覚が鈍感になっているのか，「疲れ知らず」の
側面がある．リハビリテーションは，そういった
患者の過活動を助長させないよう注意が必要であ
る．当科でも体重ごとに安静度や行動範囲を設定
しており，リハビリテーションの開始もこの段階
の 1 つに組み込んでいる．こういった行動制限に
ついては，身体的な安静という目的だけでなく，
精神科的な治療として，患者が肥満恐怖と戦いな
がら体重を増やしていくためのモチベーションを
高める目的がある．さらに，病識がなくいくらで
も動けると思っている患者に対して，「今の体の
状態にとってはここまでの活動が適切である」と

いう目安を知り，病識獲得に向けた心理教育の意味も持つ．リハビリテーションを開始する時に重要なことは，現在許可されている行動範囲や治療段階をチーム内のスタッフ間で十分共有しておくことである．身体疾患と異なり，ANの場合は，現在の病状や回復具合が明確に目に見えるものではなく，本人が訴える自覚症状もあてにならない．患者の希望に応じていると，ちょっと多めに散歩して結果的には患者の過活動症状を手伝うことになるなど，逆に治療の妨げになるような事態も起こり得るため，治療の中で設定されたルールに逸脱しないようにすることが重要になる．また，AN患者では，ルールを変えようと交渉したり，細かい約束事にこだわったりする性質もあるため，多職種でこまめに情報共有してスタッフの足並みを揃えておくことが不可欠である．

さいごに

摂食障害は，その病気の特性から難しい疾患と思われがちである．しかし，治療で重要なことは，「自由に食べること」「体をいたわること」を患者自身が取り戻す，あるいは身につけていけるように支援していくという，実はいたってシンプルなことである．そのためには，必ずしも摂食障害に特化した専門的な手法が必要ではなく，それぞれの職種が自分たちの強みを生かして守備範囲内でできる役割がある．多職種で様々な人が関わることや，患者の生活に即した支援で病気の影に隠れた患者の健康な面を引き出すことが治療にとってとても有用である．ぜひ摂食障害患者のサポーターが増えてほしいと思う．

文 献

1) American Psychiatric Association：Diagnostic and Statistical Manual of Mental Disorders, Fifth Edition(DSM-5®), American Psychiatric Association Publishing, 2013.
2) マリア・ガンシー著，荻原かおりほか監訳，家族の力で拒食を乗り越える―神経性やせ症の家族療法ガイド―，星和書店，2019.
   Summary FBTについて平易な言葉で解説されており，患者家族が参考・実践する目的のみならず，初学者がANについて学ぶのにも適している．
3) 厚生労働省難治性疾患克服研究事業中枢性摂食異常症に関する調査研究班：神経性食欲不振症のプライマリケアのためのガイドライン(2007年), 2007.

MB Med Reha **No.297**：**61-66**, 2024

特集／リハビリテーション医療の現場で知っておきたい精神科関連
の実践的知識

発達障害

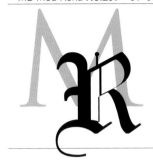

齋藤　円[*]

Abstract　　発達障害とは，生まれつきの脳機能の障害により，認知や行動に偏りが生じ，社会生活を送るうえで支障がある状態のことを言い，一般的には自閉スペクトラム症(autism spectrum disorder)，注意欠如多動症／注意欠如多動性障害(attention deficit hyperactivity disorder)，限局性学習症(specific learning disorder)などが含まれる.
　いずれも情緒面，行動面の様々な特徴を有するが，同じ障害であっても人によって特徴は異なり，複数の発達障害が併存している場合もある. こうした特徴は，乳児期や幼少期から存在しているとされているが，成長過程の中で多くの経験を積むことで，特に知的レベルに問題がない場合は特性が目立ちにくくなることも多く，正確な診断は精神心理的ケアに携わる専門家でないと難しいこともある.
　本稿では発達障害の一般的な理解に触れ，リハビリテーション領域で起こり得る困りごとと対応の工夫について具体的に紹介する.

Key words　発達障害(developmental disorders)，神経発達症(neurodevelopmental disorders)，自閉スペクトラム症(autism spectrum disorder；ASD)，注意欠如多動症／注意欠如多動性障害(attention deficit hyperactivity disorder；ADHD)，限局性学習症(specific learning disorder；LD)

はじめに

　発達障害とは，生まれつきの脳機能の障害により，認知や行動に偏りが生じ，社会生活を送るうえで支障がある状態のことを言い，一般的には自閉スペクトラム症／自閉症スペクトラム障害(autism spectrum disorder；ASD)，注意欠如多動症／注意欠如多動性障害(attention deficit hyperactivity disorder；ADHD)，限局性学習症／限局性学習障害(specific learning disorder；LD)が含まれる.

　いずれも情緒面，行動面の様々な特徴を有するが，知的な発達の遅れを伴う場合と伴わない場合があり，また同じ障害であっても人によって特徴は異なり，複数の発達障害が併存している場合もある. こうした特徴は，乳児期や幼少期から存在しているとされているが，成長過程の中で多くの経験を積むことで，特に知的レベルに問題がない場合は目立ちにくくなることも多く，正確な診断は精神心理的ケアに携わる専門家でないと難しいこともある.

　ただ医療現場においては，これまで精神心理学的な問題を抱えたことがなかった人でも，何らかの疾病に罹患し通院や入院といった日常とは違う環境にさらされることによって，心理的負荷が高まりその特性の影響を受け不適応を起こすこともある. また，コミュニケーションの困難さから検査・診断・治療など様々な場面で医療従事者とうまく

* Madoka SAITO，〒573-1013 大阪府枚方市禁野本町2-14-1　市立ひらかた病院精神科, 部長／同緩和ケア科

表 1. DSM-5-TR™ による自閉スペクトラム症の診断基準[1]

A. 複数の状況で社会的コミュニケーションおよび対人的相互反応における持続的な欠陥があり，現時点または病歴によって，以下のすべてにより明らかになる
   (1) 相互の対人的・情緒的関係の欠落
   (2) 対人的相互反応で非言語コミュニケーション行動を用いることの欠陥
   (3) 人間関係を発展させ，維持し，それを理解することの欠陥

B. 行動，興味，または活動の限定された反復的な様式で，現在または病歴によって，以下の少なくとも2つにより明らかになる
   (1) 情動的または反復的な身体の運動，物の使用，または会話
   (2) 同一性への固執，習慣への頑なこだわり，または言語的・非言語的な儀式的行動様式
   (3) 強度または対象において異常なほど，きわめて限定され執着する興味
   (4) 感覚刺激に対する過敏さまたは鈍感さ，または環境の感覚的側面に対する並外れた興味

C. 症状は発達早期に存在していなければならない（しかし社会的要求が能力の限界を超えるまで症状は明らかにならないかもしれないし，その後の生活で学んだ対応の仕方によって隠されている場合もある）

D. その症状は，社会的，職業的，または他の重要な領域における現在の機能に臨床的に意味のある障害を引き起こしている

E. これらの障害は，知的発達症（知的能力障害）または全般的発達遅延ではうまく説明できない．知的発達症と自閉スペクトラム症はしばしば同時に起こり，自閉スペクトラム症と知的発達症の併存の診断を下すためには，社会的コミュニケーションが全般的な発達の水準から期待されるものより下回っていなければならない

関係構築ができないということも起こり得る．そのため，発達の特性や認知・行動の特性の偏りという視点でアセスメントを行うことは有用である．

本稿では，発達障害についての一般的な理解に触れ，リハビリテーション領域で起こり得る困りごとと対応の工夫について具体的に紹介する．

一般的な理解

1．発達障害とは

発達障害とは，生まれつきの脳機能の障害により，認知や行動に偏りが生じ，社会生活を送るうえで支障がある状態のことを言い，一般的にはASD，ADHD，LDが含まれる．米国精神医学会の診断基準であるDSM-5-TR™（Diagnostic and Statistical Manual of Mental Disorders, Fifth Edition, Text Revision）[1]では神経発達症群の中で知的発達症（知的能力障害）などの知的発達症群，吃音などのコミュニケーション症群，ASD，ADHD，LD，チック症などの運動症群，他の神経発達症群などを挙げているが，ここでは代表的な疾患であるASD，ADHD，LDについて説明する．

2．自閉スペクトラム症／自閉症スペクトラム障害（autism spectrum disorder；ASD）

米国精神医学会の診断基準であるDSM-5-TR[TM1]）によると，ASDは，「社会的コミュニケーションと対人的相互反応の障害」と「限定された，あるいは，反復した行動・興味・活動」の2つを主症状とし，それらの特性により社会生活上困難さを抱えている場合に診断される（表1）．DSM-5以前では，広汎性発達障害，アスペルガー障害，自閉症と分類されていた．機能的な障害が明らかとなる時期は，その人の特性や環境によって異なり，治療的介入や支援によって，状況によってはその困難は隠されることもあり，障害の徴候も自閉症状の重症度，発達段階，成長，性別によっても大きく変化するため，スペクトラム（意見・現象・症状などが，曖昧な境界を持ちながら連続していること）[2]という単語で表現されている．

「社会性の障害」としては，視線が合わない，非言語コミュニケーションが苦手，仲間への関心がない，感情の共有ができないなどがある．「限定された行動や興味」としては，同じ動作を繰り返す，行動パターンが変わることへの頑なな抵抗，毎日同じものを食べるなど食や衣服にこだわるなどがある．また，感覚が過敏で音や香りなどに非常に敏感で，大きな音を嫌がったり，逆に感覚が鈍麻で痛みや体温に無関心のように見えたりするなど，感覚のアンバランスさが見られることもある．

表 2. 自閉スペクトラム症の診断的特徴

<相互の対人的・情緒的関係の欠落>
- 人との距離感が異常に近い
- 通常の会話のやりとりができない
- 興味，情緒，感情を他人と共有できない

<対人的相互反応で非言語コミュニケーション行動を用いることの欠陥>
- 非言語的コミュニケーションが理解できない，使えない（身振り手振りがうまくできない）
- 視線をあわせることができない
- 表情による感情表現ができない

<人間関係を発展させ，維持し，それを理解することの欠陥>
- ごっこ遊びができない
- 友人を作ることができない
- 仲間に対する興味がない

<情動的または反復的な身体の運動，物の使用，または会話>
- おもちゃを1列に並べたり，物を叩いたりするなどの単調な常同運動
- 反響言語
- 独特な言い回し

<同一性への固執，習慣への頑なこだわり，または言語的・非言語的な儀式的行動様式>
- 小さな変化に対する極度の苦痛，行動を移すことの困難さ，柔軟性にかける思考様式
- 儀式的なあいさつ
- 毎日同じ道順をたどったり，同じ食べ物を食べたりする

<強度または対象において異常なほど，きわめて限定され執着する興味>
- 一般的ではない対象物への強い愛着または没頭，過度に限局したまたは固執した興味

<感覚刺激に対する過敏さまたは鈍感さ，または環境の感覚的側面に対する並外れた興味>
- 痛みや温度に無関心
- 特定の音または触感に逆の反応をする
- 対象を過度に嗅いだり触れたりする
- 光または動きを見ることに熱中する

（文献1より引用）

表 3. 自閉症スペクトラム障害の「3つ組の障害」(Wing Lorna, 1979)[3][4]

① **社会性の困難さ**
- 社会のマナーや暗黙のルールがわからない，場の状況を理解したり人の気持ちを察したりすることができない．
- 具体的には，自分が言ったことに対して相手がどう思うかを想像できないため，自分が知らないうちに相手を怒らせた経験を持つ人もいる．

② **コミュニケーションの困難さ**
- ことばを字義通りに受け取ってしまう傾向があり，言外に込められた意味をくみ取ることが苦手なために，冗談や皮肉が通じにくい．
- たとえ話や曖昧な表現が苦手である．場の状況を察することが苦手なため，人の話を聞かずに自分の話したいことを一方的に話し続けてしまうこともある．

③ **想像することの困難さ**
- 自分が見たり予想したりした以外の出来事や成り行きを想像することが難しい．また，自分の興味のあることや心地よいパターンの行動に強いこだわりがあり，想定外の行動をとることができない．

特徴的な特性については**表2**で示す．

発達障害の特性を持つ人の支援を考えるには，自閉症スペクトラム障害の特性を社会性の困難さ，コミュニケーションの困難さ，想像することの困難さによって診断される Wing の自閉症スペクトラム[3][4]の概念により理解することが有用であるため**表3**で提示する．

表 4. DSM-5-TR™ による注意欠如多動症の診断基準[1]

A. (1)および／または(2)によって特徴づけられる，不注意および／または多動-衝動性の持続的な様式で，機能または発達の妨げとなっているもの：

(1) 不注意：以下の症状のうち6つ（またはそれ以上）が少なくとも6か月持続したことがあり，その程度は発達の水準に不相応で，社会的および学業的／職業的活動に直接，悪影響を及ぼすほどである

   (a) 学業，仕事，または他の活動中に，しばしば綿密に注意することができない，または不注意な間違いをする

   (b) 課題または遊びの活動中に，しばしば注意を持続することが困難である

   (c) 直接話しかけられたときに，しばしば聞いていないように見える

   (d) しばしば指示に従えず，学業，幼児，職場での義務をやり遂げることができない

   (e) 課題や活動を順序立てることがしばしば困難である

   (f) 精神的努力の持続を要する課題に従事することをしばしば避ける，嫌う，またはいやいや行う

   (g) 課題や活動に必要なものをしばしばなくしてしまう

   (h) しばしば外的な刺激によってすぐ気が散ってしまう

   (i) しばしば日々の活動で忘れっぽい

(2) 多動-衝動性：以下の症状のうち6つ（またはそれ以上）が少なくとも6か月持続したことがあり，その程度は発達の水準に不相応で，社会的および学業的／職業的に活動に直接，悪影響を及ぼすほどである：

   (a) しばしば手足をそわそわ動かしたりとんとん叩いたりする，またはいすの上でもじもじする

   (b) 席についていることが求められる場面でしばしば席を離れる

   (c) 不適切な状況でしばしば走り回ったり高い所へ登ったりする

   (d) 静かに遊んだり余暇活動につくことがしばしばできない

   (e) しばしば"じっとしていない"，またはまるで"エンジンで動かされているように"行動する

   (f) しばしばしゃべりすぎる

   (g) しばしば質問が終わる前に出し抜いて答え始めてしまう

   (h) しばしば自分の順番を待つことが困難である

   (i) しばしば他人を妨害し，邪魔する

B. 不注意または多動-衝動性の症状のうちのいくつもが12歳になる前から存在していた

C. 不注意または多動-衝動性の症状のうちのいくつもが2つ以上の状況において存在する

D. これらの症状が，社会的，学業的，または職業的機能を損なわせているまたはその質を低下させているという明確な証拠がある

E. その症状は，統合失調症，またはその他の精神症の経過中にのみ起こるものではなく，他の精神疾患ではうまく説明されない

3. 注意欠如多動症／注意欠如多動性障害（attention deficit hyperactivity disorder；ADHD）

DSM-5-TR™[1]によると，発達年齢に見合わない不注意および／または多動，衝動性の症状が12歳までに現れ，それに伴い社会生活を送るうえで困難さを抱えている場合に診断される（**表4**）．代表的な症状としては，集中できない，または注意を向けることができずにすぐ他のことに目がいってしまうなどの「不注意」，しゃべりすぎて止まらない，座っていてもそわそわしているなどの「多動性」，突然動き出す，順番が待てない，よく考えずにすぐ行動に移ってしまうなどの「衝動性」の3つがある．それらの組み合わせによって「注意欠如優位型」「多動衝動優位型」「混合型」の3つのタイプに分かれる．発達障害の中で最も頻度が高く，主症状は青年期に軽快することが多いものの，成人になるまで持続することもある．

4. 限局性学習症／限局性学習障害（specific learning disorder；LD）

DSM-5-TR™[1]によると，知的な発達の遅れがないにも関わらず，読み書きや計算など特定の領域において，学習や学業的技能の使用に困難なものを指す．そしてそれらの症状が6か月間持続していることとされている．「読字の困難さ」とは文章をスムーズに読むことができない，読んでいる

ものの意味を理解できない，文字を正確に書くことができない，文法を正確に使用し書くことができないなどがある．「算数の困難さ」とは数字の概念，数値，計算を習得することができない，方程式など数学的推論を行うことができないなどがある．

リハビリテーション領域で起こり得る困りごとと対応の工夫

はじめにでも述べたが，何らかの疾病に罹患し通院や入院といった日常とは違う環境にさらされることによって，心理的負荷が高まり，精神症状が顕在化するケースは少なくない．例えば入院生活という点で考えると，病院のルールの中で集団生活を送らなければならず，突然の検査や治療など変化に富んだ環境でもあり，発達障害の特性を持つ人にとっては，そもそも苦手な環境であり，より心理的負荷が高まりやすい可能性があることは知っておく必要がある．

1．言語的コミュニケーションの困難さ

耳で聞いた情報が頭に入りにくい，「あれ」「これ」といった指示代名詞がわかりにくい，比喩がわからずに言葉を字義通りに受けとってしまう，言外の意味をとらえることが難しい，独特な言い回しをするなどが挙げられる．

例えばリハビリテーションの方法について説明を行うもリハビリテーションのたびに何度も同じ説明を聞かれる，自主トレーニングを「一生懸命頑張るよう」伝えたらやりすぎで筋肉を傷めてしまったなどの事例を筆者は経験している．

＜対応の工夫＞

- 方法を絵・図を用いて文章で説明するなど視覚情報を使う
- 説明をする際には5W1Hを意識する
- 長い文章は避け，できるだけ簡潔で明瞭な文章を心がける
- 回数や時間など具体的な情報を伝える
- 「はい」「いいえ」で答えられるものや選択肢を提示する

- 言葉の使い方が違う場合もあり，齟齬がないか自分の理解したことを要約し確認する

2．想像することの困難さ

突然の予定変更が苦手，一度行ったやり方を変えることが苦手，予定がわからないと不安になる，状況把握や自己の客観視が苦手などが挙げられる．

＜対応の工夫＞

- 丁寧にスケジュールを提示する
- 変更がある場合はできるだけ事前に具体的に伝える
- 本人のやり方を尊重しながら妥協点を見出す
- 当然と思われることも丁寧に説明する

3．感覚の過敏さ

聴覚過敏のため大きな音が苦手，触覚の過敏さがありマッサージなど体を触られることを嫌がるなどが挙げられる．

＜対応の工夫＞

- パーテーションを使用する，個室でリハビリテーションを行うなど集中できる環境を整える
- 接触する際には，声をかけてから行う
- 耳栓をして，余分な刺激を避ける

4．多動，不注意

大きい部屋で周囲に人がいると集中できない，継続できずすぐやめてしまう，スケジュールを忘れてしまうなどが挙げられる．

＜対応の工夫＞

- パーテーションを使用する，個室でリハビリテーションを行うなど集中できる環境を整える
- 同一のメニューを長時間続けない
- 部屋にスケジュール表を貼る
- アラームを設定する

さいごに

本稿では発達障害の一般的な理解とリハビリテーション領域での対応の工夫について具体例を挙げて解説した．繰り返しにはなるが，発達障害は，発達の偏りを持っているというだけでは診断されず，その特性により社会生活上困難さを持っ

ている場合にのみ診断される．つまりは発達障害の特性があっても社会生活に適応していれば診断されていないことも多く，発達障害の特性を有しているからといって，診断は必ずしも必要ではないということは覚えておいていただきたい．

　誰しも苦手なものや不得意なものは有しており，リハビリテーションを行う場合にはそういった本人がもともと持っている特性に合わせた支援を行うことは通常行っているだろう．その通常行う配慮の1つとして発達の偏りについても捉えていただけるとありがたい．

文　献

1) American Psychiatric Association 著，日本神経学会監修，髙橋三郎ほか監訳，DSM-5-TR™ 精神疾患の診断・統計マニュアル，医学書院，2023.
　Summary　米国精神医学会が作成した精神疾患・精神障害の分類マニュアルで，第5版は2013年に公開されアメリカだけでなく国際的に使用されている．

2) デジタル大辞泉，小学館．

3) Wing L 著，内山登紀夫ほか訳：DISCO 第11版日本語版，日本スペクトラム出版，2003.
　Summary　DISCO（The Diagnostic Interview for Social and Communication Disorders）は社会性とコミュニケーションの障害に焦点をあてた半構造化面接による診断評定尺度である．

4) Wing L : The autistic spectrum. *Lancet*, **350** (9093) : 1761-1766, 1997.

MB Med Reha **No.297**：67-72, 2024

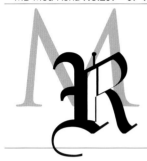

特集／リハビリテーション医療の現場で知っておきたい精神科関連の実践的知識

自殺関連

植田真司*

Abstract　年間37,535人の患者が自損行為のため救急搬送されている．身体面への介入と併行して精神症状や社会背景への介入が必要となるが，精神科と救急科の連携には未だなお課題が残っている．自殺企図患者を診る際には全身状態の評価・治療に加えて再企図リスクの評価を行い，精神科医療へのつなぎやケースワークを調整する．自殺企図患者と接する際は本人・周囲の安全を確保しつつ，本人を尊重する姿勢で関わり，感情的に接することを避けることが望ましい．自殺企図後，急性期治療と併行してリハビリテーションが必要となることが多いが，本人の自己肯定感を高める関わりが患者の希死念慮の軽減につながることが予想される．

Key words　自殺企図（suicide attempt），自傷行為（self-injury），希死念慮（suicide ideation）

はじめに

1．自殺の現状

　警察庁の自殺統計[1]によると，日本の自殺死亡者数は1998年に急増し，以降3万人を超える状態が続いていた．2006年に自殺対策基本法が制定された，その後2012年には15年振りに3万人を割った．以降，自殺死亡者数は減少し続けていたが，新型コロナウイルス感染拡大による社会的影響により2020年に増加に転じた．原因・動機については「健康問題」が最も多く，この傾向は以前から続いている．

　先進7か国（G7）の中では自殺死亡率が最も高く，自殺による国内総生産（GDP）の喪失額は総額で1兆円にのぼると言われている．

2．救急科と精神科の連携

　消防庁の統計[2]によると，救急搬送人員のうち0.7%が自損行為（自殺既遂・自殺未遂・自傷行為）によるものであり，年間37,535人に及ぶ．救急科が最初に自損行為に及んだ患者へ介入するケースが大半であり，身体面への介入と併行して後述するような精神症状や社会背景への介入が必要となる．精神症状への介入については精神科との連携が重要ではあるが，総合病院で診療に従事する精神科は決して多くなく，救急科での診療と併行することが困難なケースが多い．

自殺企図の評価

1．身体状況の確認

　自殺企図の手段は服薬・飛び降り・縊首・切創・熱傷など多岐に及ぶ．特に飛び降り・熱傷は重症化する傾向にあり，救命救急センターでの対応を要するケースが多い．自殺未遂患者の治療においても当然ながら救命することが最優先であり，初期診察ではまず全身状態の評価を行う必要がある．また，全身状態の程度からどの程度の入

---

* Shinji UEDA，〒675-8611　兵庫県加古川市加古川町本町439　加古川中央市民病院精神科神経科，医長

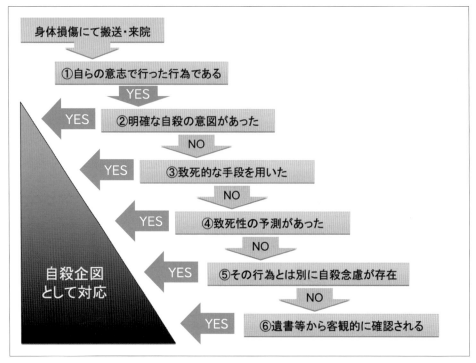

図 1.
（文献 3 から引用；文献 3 は自殺未遂・自傷・その他の鑑別（松本，河西）を一部改変）

院加療を要するかおおまかな経過を予測すること
も必要である．例えば焼身による全身熱傷や飛び
降りによる頭部外傷では意識障害を呈することが
多く，身体治療に時間がかかることや初期の段階
での精神状態の評価が困難であることが予想され
る．一方，毒性の低い薬物の大量服薬や深部に達
していない切創の場合は短期の入院加療が予想さ
れ，その分，後述する介入を急いで行う必要が出
てくる．

2．自殺企図の確認

救命対応と併行して，意識障害が改善してきた
段階で本人より自損行為に至った背景について情
報収集を行っていく．まずは患者本人から自損行
為の機転について確認，つまり自殺を目的とした
行為であったか否かの確認を行う．自殺企図の有
無の確認について，**図 1** の順番での評価が推奨さ
れている．**図 1** の通り，本人から明確な自殺の意
図が表出されれば，その時点で自殺企図として評
価され，後述する評価や対応を要する．

おそらく大半の読者は上記のような確認が必要

であると感覚的には理解できると思われるが，そ
うは言っても非常にデリケートなテーマであるた
め，実際には聞くことを躊躇する場面も多いだろ
う．しかし，はっきりと聞かない限りは本人の意
図を確認することは困難である．また，自殺企図
の意思について確認することが本人の衝動性を高
めることはほとんどないので，その点は安心して
よい．

どうしても確認がためらわれる場合，筆者は自
損行為に至った背景について詳細に尋ねたうえ
で，「それだけ苦しい状況だと死にたいと思うの
も無理はないと思います．あなたはどうでした
か？」と患者が置かれている状況に共感を示し，
本人からの表出を促すようにすることが多い．

なお，希死念慮があまりにも強い場合は自殺の
意図を否定したり，黙秘したりすることも多い．
その際も **図 1** のアプローチにて自殺企図かどうか
の判断を続ける．縊首・高所からの飛び降りなど
致死的な手段を用いていることや，遺書・家族や
知人へのメールなど客観的な根拠がある場合は自

表 1．SAD PERSONS スケール

S	Sex	男性
A	Age	中高年（>45）と思春期（<19）
D	Depression	うつ状態
P	Previous attempt	過去の自殺企図歴
E	Ethanol abuse	アルコールの乱用
R	Rational thinking loss	精神病症状（幻覚・妄想など）
S	Social support lacking	社会的援助の欠如
O	Organized plan	計画的な企図
N	No spouse	配偶者なし
S	Sickness	身体疾患

（文献 4 より引用改変）

殺企図としての対応となる．また，致死的でない企図手段（低所からの飛び降りや少量の服薬など）であっても本人が致死性を予測したうえでの行為であれば，自殺企図として取り扱う．

3．再企図のリスク評価

身体治療後の対応を決めるうえで，自殺未遂患者の再企図リスクを評価することは極めて重要である．

評価の際に用いるスケールとして SAD PERSONS スケールが存在する（**表 1**）．10 項目を各 1 点とし，5～6 点を中等度リスク，7～10 点を高度リスクと分類する臨床評価スケールである．このうち，過去の自殺企図歴は再企図のみならず既遂も最も強い関連があると言われている．自殺者の40％以上が 1 年以内に自損行為で救急受診をしており[5]，自損行為後の 1 年後の自殺死亡率は一般人口と比べて 49 倍と高いことが知られている[6]．他に，精神疾患や身体疾患の罹患も自殺の重大なリスク因子として挙げられる．日本での心理学的剖検（遺族や知人から故人の生前の状況を聞き取り，自殺に至った原因や背景を明らかにしていく手法）では，自殺者の約 65％が背景に何かしらの精神疾患を有していることが示されている[7]．また，継続する疼痛を伴う・慢性・進行性・致死性の身体疾患（がん・全身性エリテマトーデス（SLE）などの膠原病・脊髄損傷など）が背景にあると自殺のリスクが高まると言われている[8]．

加えて，希死念慮がいかに切迫しているか，つまり近い将来に致死的な手段を用いて再企図すること可能性が高いかを評価する．

① 具体的な計画のもとに企図に及んでいる場合，② 企図後も自殺念慮が持続している場合，③ 自殺念慮がより強くなっている場合，④ 客観的に明らかにも関わらず自殺念慮を否定する場合のいずれかに当てはまる場合は切迫性が高いと判断でき（**図 2**），後述の精神科病棟での入院治療を検討する必要が出てくる．

4．自傷行為との違い[10]

自損行為の中には自殺を目的としないもの，すなわち自傷行為も含まれる．自傷行為とは本人に死ぬ意図はないが自らの体を傷つける行為のことであり，リストカットなどカミソリなどの刃物で皮膚を傷つける方法がよく知られている．

自殺企図は経済・健康・対人関係などに関する耐えがたい問題に対する唯一の解決策として死を選択することを指す．一方，自傷行為の多くは怒りや不安，絶望感など言語化が難しい苦痛を抑えるため，身体の痛みに置き換えて一時的に逃れるための方法である．

このように概念上は異なるが，自傷行為も自殺の危険因子となる．自傷行為を行うものはしばしば背景に自殺念慮を認めている．また，自傷行為には耐性が生じやすく，行為がエスカレートしていく中で重篤な自殺企図に及ぶ場合もある．

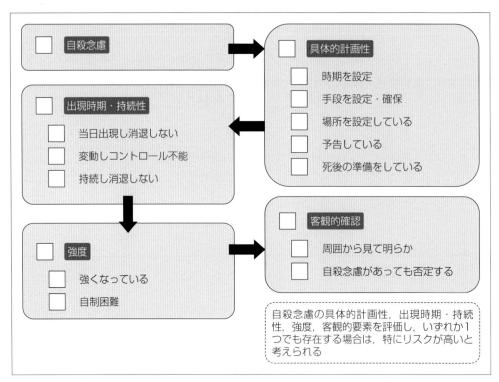

図 2.

（文献 9 から引用）

表 2. TALK の原則

T（Tell）	誠実な態度で話しかける
A（Ask）	自殺についてはっきりと尋ねる
L（Listen）	相手の訴えに傾聴する
K（Keep safe）	安全を保証する

（文献 11 より引用改変）

自殺未遂患者への対応

1．どう関わるか

　自殺未遂患者と関わりは TALK の原則に則って行うことが推奨されている（**表 2**）.

　実際に救急医療の現場で患者対応に長時間を割くことは難しいかもしれないが，短時間でも傾聴的態度で関わることは患者の安心感につながる．結果的に希死念慮や本人の抱える困難の表出を促すことができ，協力して問題解決に向かいやすくなる．

　一方，「自殺はいけない」と患者を批判することや陰性感情を相手に向けることは望ましくない．患者に対して「自分は理解されない」という感情を抱かせてしまい，信頼感の構築が難しくなることが予想される．医療者が各々の価値観や倫理観から自殺未遂者に対して陰性感情を抱くこと自体は決して珍しいことではないが，それを患者にぶつけることは避け，なぜそのように考えるようになったのか，その背景に関心を持って関わることを試みてほしい．あくまでも感情的ではなく医療的に関わることが望ましい．

2．安全の管理

　外来や病棟で再企図に至るケースも多くない．筆者自身も入院後に再企図を目的に離棟を試みようとしたケースを経験したことがある．先述の通り，自殺未遂患者は再企図に及ぶリスクが非常に高い．自殺既遂というインシデントに至らないようにするためにも，安全の確保は極めて重要である．具体的には企図手段につながり得るような物品（ひも・コード類・刃物など）を不必要に近くに置かないようにする，スタッフあるいは家族が必

ず付き添うようにするなどの方法を講じる必要が
ある.

　また，自殺企図患者自身が興奮状態にあり，医
療スタッフなど周囲に危害を加え得るケースもあ
り得る．この場合，興奮を呈する背景としては，
① 身体疾患あるいはアルコール・薬剤による意識
障害，② 精神症状の悪化，③ パーソナリティの偏
りなどに由来する他者への攻撃性が考えられる
が，いずれの場合でも，適度な距離を保つ・複数
で対応する・状態に応じて薬物的な鎮静を検討す
るなど医療者自身の安全も確保する必要がある．
具体的な心理的介入や鎮静の方法については成書
を参照されたい.

自殺企図患者への介入

1．精神科介入

　身体的な問題の改善が得られたら，再企図防止
のために精神科の診察を求める．身体科へ入院時
から精神科が併診できるのが最善だが，先述の通
り総合病院の精神科はまだ数が少ない．精神科医
がいない場合は，かかりつけの精神科医や近隣の
精神科医療機関，各自治体に整備されている精神
科救急の相談窓口に相談する.

　切迫した希死念慮を認める場合は精神科病床で
の入院を検討する必要がある．この場合，① 保護
的な環境下での再企図防止，② 精神症状の評価，
③ 精神科的治療の導入，④ ソーシャルワークが
主な入院の目的となる．精神科医に院内コンサル
トができる状況であれば診察のうえで入院適応に
ついて評価をもらうことが望ましい．入院適応が
あるにも関わらず，精神障害により判断能力が著
しく低下しているため患者本人から同意が得られ
ない場合は医療保護入院の適応となるが，家族の
同意が必要となる.

　一方，切迫性が低い希死念慮であれば自宅退院
も可能である．ただし，長期的には再企図のリス
クはあるため，精神科医療機関へのつなぎは必須
である．かかりつけ医がいれば連絡を取り，今回
の経緯について情報提供を行ったうえで早期の受

表 3.

背景となる生活問題	利用できる社会資源の例
健康上の問題 （身体疾患・精神疾患）	保健所・精神保健福祉センター
法的問題や多重債務	法テラス（日本司法支援センター）
就労	公共職業安定所（ハローワーク）
育児	児童相談所・子育て支援センター
介護	地域医療支援センター
DV	配偶者暴力相談支援センター
経済的困窮	年金制度・生活保護制度

（筆者作成）

診につなげる．かかりつけ医がない場合は自宅や
職場からアクセスがよいなど本人にとって通いや
すい精神科医療機関への通院を促し，できれば医
療機関・受診日，受診時間などを決めたうえで確
実に受診できるよう準備することが望ましい.

　患者が精神科受診に対して拒否を示すケースも
往々にしてあるが，その際は本人の精神科受診へ
の偏見に配慮しつつ，精神科治療の有効性につい
ての説明を複数回試みる.

　なお，単独での退院は避け，家族などのキー
パーソンの同伴のうえで帰宅することが望まし
い．単独での帰宅退院後に自殺既遂に至った場合，
医療者が責任を問われる可能性もあるためであ
る．キーパーソンの不在などでやむを得ず単独退
院を認めざるを得ない場合は，必ず病院管理職と
相談し，個人の判断ではなく組織的に対応する.

2．ケースワーク

　自殺の背景には健康問題・家庭問題・経済問
題・職業問題など，様々な生活上の問題がある．
精神症状への介入に加え，これら個々の問題に対
するケースワークが必要である．特に自殺未遂患
者は追い込まれた状況下で身の回りに存在する
様々な解決方法や手段が見えなくなっており，自
殺以外の解決法を見出せなくなっている場合が多
い．このような心理状態を「心理的視野狭窄」と呼
ぶが，諸問題への解決法を提示することが患者へ
希望を与えられる可能性は十分ある．**表3**に自殺
企図の背景となり得る問題や社会資源の例を挙げ
るが，実際には非常に多岐に及ぶため，ソーシャル
ワーカーを介し，患者や家族にとって必要な社会

資源へとつながるよう調整していく必要がある.

終わりに

　高所からの飛び降りによる多発骨折や臓器損傷，一酸化炭素中毒による高次脳機能障害などの場合，急性期治療と併行してリハビリテーションが必要となる．急性期医療機関での治療後はリハビリテーション目的での転院を要するケースが多いが，大半の回復期リハビリテーション病院には精神科医師が常在しておらず，転院調整にしばしば難渋する．一方，精神科病院では作業療法は頻繁に行われているが，理学療法が可能な施設は少なく，こちらへの転院調整も難渋することが多い．今後，回復期リハビリテーション病院と精神科との連携がより強くなることが望まれる[12].

　リハビリテーションにより ADL が改善し自己肯定感が高まること，療法士が支持的に関わること自体に精神療法としての意味合いがある．自殺未遂者との関わりには抵抗感があると思われるが，忌避することなく関わることが患者にとって有益であり，患者の希死念慮の軽減につながることが予想される.

　最後に，PEEC コースを紹介したい．日本臨床救急医学会が立ち上げた教育コースであり，精神科的問題を有する救急患者に標準的な初期診療を提供するために，救急医療スタッフとして必要な医学的知識・接遇法・入院管理・リソースの有効活用・外来フォローアップへのつなぎ方を身につけることを目的としている[13]．随時開催されているので，興味があれば是非受講いただきたい.

文　献

1) 警察庁：令和 4 年中における自殺の状況，2023.
　〔https://www.npa.go.jp/safetylife/seianki/jisatsu/R05/R4jisatsunojoukyou.pdf〕
2) 総務省消防庁：令和 4 年版 救命救助の現況 I 救急編，2023.
　〔https://www.fdma.go.jp/publication/rescue/items/kkkg_r04_01_kyukyu.pdf〕
3) 一般社団法人日本精神科救急学会監，杉山直也ほか編，精神科救急医療ガイドライン 2022 年版，186，春恒社，2022.
　〔https://www.jaep.jp/gl/gl2022_all.pdf〕
4) Patterson WM, et al：Evaluation of suicidal patients：The SAD PERSONS scale. *Psychosomatics*, **24**：343-345, 348-349, 1983.
5) Da Cruz D, et al：Emergency department contact prior to suicide in mental health patients. *Emerge Med J*, **28**：467-471, 2011.
6) Hawton K, et al：Suicide following self-harm：findings from the Multicentre Study of self-harm in England, 2000-2012. *J Affect Disord*, **175**：147-151, 2015.
7) Hirokawa S, et al：Mental disorders and suicide in Japan：A nation-wide psychological autopsy case-control study. *J Affect Disord*, **140**：168-175, 2012.
8) Harris EC, Barraclough BM：Suicide as an outcome for medical disorders. *Medicine*(*Baltimore*), **73**：281-296, 1994.
9) 一般社団法人日本精神科救急学会監，杉山直也ほか編，精神科救急医療ガイドライン 2022 年版，188，春恒社，2022.
　〔https://www.jaep.jp/gl/gl2022_all.pdf〕
10) 松本俊彦：自傷行為の理解と援助—「故意に自分の健康を害する」若者たち，p19-23，日本評論社，2009.
　Summary 対応が難しく，医療者が否定的な感情を持ちやすい自傷行為とどう関わるか，理解が深まる 1 冊.
11) 一般社団法人日本精神科救急学会監，杉山直也ほか編，精神科救急医療ガイドライン 2022 年版，177，春恒社，2022.
　〔https://www.jaep.jp/gl/gl2022_all.pdf〕
12) 寺田祥子ほか：外傷を伴う自殺未遂者に対するリハビリテーションを目的とした転院支援の現状と課題．日臨救急医会誌，**21**：555-559，2018.
13) 日本臨床救急医学会「自殺企図者のケアに関する検討委員会」監，PEEC ガイドブック改訂第 2 版編集委員会編，救急現場における精神科的問題の初期対応 PEEC ガイドブック改訂第 2 版 多職種で切れ目のない標準的なケアを目指して，2-10，へるす出版，2018.
　Summary 精神科的問題を有する救急患者に対する標準的な初期診療についてまとめられている．実践に即した内容が参考になる.

日本スポーツ整形外科学会 2024（JSOA2024）

会　期：2024 年 9 月 12 日（木）～9 月 13 日（金）
会　長：熊井　司（早稲田大学スポーツ科学学術院 教授）
　　　　金岡 恒治（早稲田大学スポーツ科学学術院 教授）
テーマ：「學」―スポーツ医科学の学び舎―
会　場：早稲田大学　大隈記念講堂 早稲田キャンパス
　　　　〒 169-8050 新宿区西早稲田 1-6-1
　　　　リーガロイヤルホテル東京
　　　　〒 169-8613 東京都新宿区戸塚町 1-104-19
併　催：第 21 回日韓整形外科スポーツ医学会合同シンポジウム
　　　　2024 年 9 月 14 日（土）　大隈記念講堂
学会ホームページ：https://www.huddle-inc.jp/jsoa2024/
演題募集期間：2024 年 3 月中旬～4 月末（予定）
主催事務局：早稲田大学 スポーツ科学学術院
　　　　　　〒 359-1192 所沢市三ヶ島 2-579-15
運営事務局：株式会社ハドル 内
　　　　　　〒 160-0022 東京都新宿区新宿 3 丁目 5-6
　　　　　　キュープラザ新宿 3 丁目 6F
　　　　　　TEL：03-6322-7972　　FAX：03-6369-3140
　　　　　　E-mail：jsoa2024@huddle-inc.jp

第 24 回日本褥瘡学会 中国四国地方会学術集会

会　期：2024 年 3 月 17 日（日）
会　場：高知市文化プラザかるぽーと
　　　　〒 781-9529　高知市九反田 2-1
会　長：赤松　順（社会医療法人近森会 近森病院 形成外科）
テーマ：レジリエント・コミュニケーション in 高知
　　　　―職種を超えて再発見！―
Ｕ Ｒ Ｌ：https://www.kwcs.jp/jspucs24/
参加費：事前参加費
　　　　会員 3,000 円・非会員 4,000 円・学生 1,000 円
　　　　当日参加費
　　　　会員 4,000 円・非会員 5,000 円・学生 1,000 円
プログラム：
　特別講演：褥瘡潰瘍マネージメント～診断から治療，創傷衛生まで～
　　　演者：宮内律子（山口総合医療センター形成外科）
　特別フォーラム I：急性期から地域につながる栄養管理～タスクシフト・タスクシェアの時代に向けて～
　　　演者：宮島　功（近森病院栄養部）
　特別フォーラム II：私たち薬剤師に出来ること　褥瘡の薬学的管理
　　　演者：筒井由香（近森病院 薬剤部長）
　ランチョンセミナー：ノーリフトケアを浸透させるための考え方
　　　演者：藤井香織（鳥取大学医学部附属病院）
　スイーツセミナー：地域における創傷管理と特定行為
　　　演者：平良亮介（水島協同病院 看護師長）
　アフタヌーンセミナー：エアマットレスは全自動の時代に
　　　演者：高野　学（株式会社モルテン）
　教育講演：速報!! 2024 年 W 改定：褥瘡にかかわる診療報酬・介護報酬―医療行政の大改革と併せて読み解く―
　　　演者：高水　勝（アルケア株式会社）
　ハンズオン 1　※事前申し込み
　フットケア入門～爪切りから始めよう!!～
　ハンズオン 2　※事前申し込み
　～効果的な貼付方法，普段からの疑問を解消しちゃいます～
　ハンズオン 3　※事前申し込み
　分かりやすい創傷衛生のテクニック～洗い方・被覆方法のポイントを知ろう
　ハンズオン 4　※当日先着順
　最新のデブリードマン体験～超音波デブリードマンとウンドクロスを用いて～
事前参加登録期間・申し込み方法：
　　23 年 10 月 3 日（火）正午～24 年 3 月 8 日（金）正午
　　大会ホームページより WEB 参加登録フォームからお申し込みください．
事務局：
　　社会医療法人近森会 近森病院 形成外科
　　〒 780-8522　高知県高知市大川筋一丁目 1-16
運営事務局：
　　株式会社キョードープラス
　　〒 701-0205　岡山県岡山市南区妹尾 2346-1
　　TEL：086-250-7681　FAX：086-250-7682
　　E-mail：jspucs24@kwcs.jp

◀さらに詳しい情報は HP を CHECK！

FAX による注文・住所変更届け

改定：2024 年 1 月

　毎度ご購読いただきましてありがとうございます．

　読者の皆様方に弊社の本をより確実にお届けさせていただくために，FAX でのご注文・住所変更届けを受けつけております．この機会に是非ご利用ください．

◎ご利用方法

　FAX 専用注文書・住所変更届けは，そのまま切り離して FAX 用紙としてご利用ください．また，注文の場合手続き終了後，ご購入商品と郵便振替用紙を同封してお送りいたします．**代金が税込 5,000 円をこえる場合，代金引換便とさせて頂きます**．その他，申し込み・変更届けの方法は電話，郵便はがきも同様です．

◎代金引換について

　代金が税込 5,000 円をこえる場合，代金引換とさせて頂きます．配達員が商品をお届けした際に，現金またはクレジットカード・デビットカードにて代金を配達員にお支払い下さい(本の代金＋消費税＋送料)．(※年間定期購読と同時に 5,000 円をこえるご注文を頂いた場合は代金引換とはなりません．郵便振替用紙を同封して発送いたします．代金後払いという形になります．送料は，定期購読を含むご注文の場合は弊社が負担します)

◎年間定期購読のお申し込みについて

　年間定期購読は，1 年分を前金で頂いておりますため，代金引換とはなりません．郵便振替用紙を本と同封または別送いたします．送料弊社負担，また何月号からでもお申込み頂けます．

　毎年末，次年度定期購読のご案内をお送りいたしますので，定期購読更新のお手間が非常に少なく済みます．

◎住所変更届けについて

　年間購読をお申し込みされております方は，その期間中お届け先が変更します際，必ずご連絡下さいますようよろしくお願い致します．

◎取消，変更について

　取消，変更につきましては，お早めに FAX，お電話でお知らせ下さい．

　返品は，原則として受けつけておりませんが，返品の場合の郵送料はお客様負担とさせていただきます．その際は必ず弊社へご連絡ください．

◎ご送本について

　ご送本につきましては，ご注文がありましてから約 1 週間前後とみていただきたいと思います．

◎個人情報の利用目的

　お客様から収集させていただいた個人情報，ご注文情報は本サービスを提供する目的(本の発送，ご注文内容の確認，問い合わせに対しての回答等)以外には利用することはございません．

　その他，ご不明な点は弊社までご連絡ください．

株式会社 全日本病院出版会　〒113-0033 東京都文京区本郷 3-16-4-7 F
電話 03(5689)5989　FAX03(5689)8030　郵便振替口座 00160-9-58753

FAX 専用注文書 リハ 2401

年　　　月　　　日

○印	Monthly Book Medical Rehabilitation	定価(消費税込み)	冊数
	2024 年＿＿月～12 月定期購読(送料弊社負担)		
	MB Med Reha No. 293　リハビリテーション医療の現場で役立つくすりの知識　増大号	4,400 円	
	MB Med Reha No. 289　リハビリテーション診療に必要な動作解析　増刊号	5,500 円	
	MB Med Reha No. 280　運動器の新しい治療法とリハビリテーション診療　増大号	4,400 円	
	MB Med Reha No. 276　回復期リハビリテーション病棟における疾患・障害管理のコツ Q&A―困ること，対処法―　増刊号	5,500 円	
	MB Med Reha No. 269　種目別スポーツ　リハビリテーション診療―医師の考え方・セラピストのアプローチ―　増大号	4,400 円	
	MB Med Reha No. 267　実践！在宅摂食嚥下リハビリテーション診療　増刊号	5,500 円	
	バックナンバー(号数と冊数をご記入ください)		

○印	Monthly Book Orthopaedics	定価(消費税込み)	冊数
	2024 年＿＿月～12 月定期購読(送料弊社負担)		
	MB Orthopaedics Vol. 36 No. 10　整形外科外来 Red Flags 2023　増刊号	6,600 円	
	MB Orthopaedics Vol. 36 No. 5　大人とこどものスポーツ外来 上肢・体幹編　増大号	5,720 円	
	バックナンバー(巻数号数と冊数をご記入ください 例：36-12 など)		

○印	書籍	定価(消費税込み)	冊数
	輝生会がおくる！リハビリテーションチーム研修テキスト―チームアプローチの真髄を理解する―	3,850 円	
	四季を楽しむ　ビジュアル嚥下食レシピ	3,960 円	
	優投生塾 投球障害攻略マスターガイド【Web 動画付き】	7,480 円	
	足の総合病院・下北沢病院がおくる！ポケット判 主訴から引く足のプライマリケアマニュアル	6,380 円	
	外傷エコー診療のすすめ【Web 動画付】	8,800 円	
	明日の足診療シリーズⅣ　足の外傷・絞扼性神経障害、糖尿病足の診かた	8,690 円	
	明日の足診療シリーズⅢ　足のスポーツ外傷・障害の診かた	9,350 円	
	明日の足診療シリーズⅡ　足の腫瘍性病変・小児疾患の診かた	9,900 円	
	明日の足診療シリーズⅠ　足の変性疾患・後天性変形の診かた	9,350 円	
	運動器臨床解剖学―チーム秋田の「メゾ解剖学」基本講座―	5,940 円	
	足関節ねんざ症候群―足くびのねんざを正しく理解する書―	6,050 円	
	睡眠環境学入門	3,850 円	
	健康・医療・福祉のための睡眠検定ハンドブック up to date	4,950 円	
	小児の睡眠呼吸障害マニュアル第 2 版	7,920 円	

お名前　フリガナ　　　　　　　　　　　　　　　　㊞　　　診療科

ご送付先　〒　　－　　　　　□自宅　　□お勤め先

電話番号　　　　　　　　　　□自宅　□お勤め先

バックナンバー・書籍合計 5,000 円以上のご注文は代金引換発送になります

―お問い合わせ先―
㈱全日本病院出版会営業部
電話 03(5689)5989　　FAX 03(5689)8030

全日本病院出版会行 FAX 03-5689-8030

年　　月　　日

住 所 変 更 届 け

お 名 前	フリガナ	
お客様番号		毎回お送りしています封筒のお名前の右上に印字されております8ケタの番号をご記入下さい。
新お届け先	〒　　　　　都 道 　　　　　　府 県	
新電話番号	（　　　　　）	
変更日付	年　　月　　日より	月号より
旧お届け先	〒	

※ 年間購読を注文されております雑誌・書籍名に✓を付けて下さい。

☐ Monthly Book Orthopaedics （月刊誌）

☐ Monthly Book Derma. （月刊誌）

☐ Monthly Book Medical Rehabilitation （月刊誌）

☐ Monthly Book ENTONI （月刊誌）

☐ PEPARS （月刊誌）

☐ Monthly Book OCULISTA （月刊誌）

FAX 03-5689-8030

全日本病院出版会行

MEDICAL REHABILITATION

バックナンバー一覧

各号定価 2,750 円(本体 2,500 円＋税)．（増刊・増大号を除く）
在庫僅少品もございます．品切の場合はご容赦ください．
（2024 年 1 月現在）

掲載されていないバックナンバーにつきまし
ては，弊社ホームページ（www.zenniti.com）
をご覧下さい．

2024 年 年間購読 受付中！
年間購読料 40,150 円(消費税込)(送料弊社負担)
（通常号 11 冊＋増大号 1 冊＋増刊号 1 冊：合計 13 冊）

click

全日本病院出版会 　　　　検 索

次号予告

ここがポイント！
半側空間無視のリハビリテーション診療

No.298（2024 年 3 月号）

編集主幹：宮野佐年　医療法人財団健貢会総合東京病院
リハビリテーション科センター長

水間正澄　医療法人社団輝生会理事長
昭和大学名誉教授

No.297　編集：
井上真一郎　新見公立大学教授

Monthly Book Medical Rehabilitation　No.297

2024 年 2 月 15 日発行（毎月 1 回 15 日発行）
定価は表紙に表示してあります.
Printed in Japan

発行者　　　末　定　広　光
発行所　　　株式会社　全日本病院出版会
〒 113-0033 東京都文京区本郷 3 丁目 16 番 4 号 7 階
電話（03）5689-5989　Fax（03）5689-8030
郵便振替口座 00160-9-58753

印刷・製本　三報社印刷株式会社　　　電話（03）3637-0005
広告取扱店　株式会社文京メディカル　電話（03）3817-8036

© ZEN・NIHONBYOIN・SHUPPANKAI, 2024